ÜBER DIE ALTERSSCHÄTZUNG BEI MENSCHEN

AKADEMISCHE ANTRITTSREDE
BEI DER ÜBERNAHME DER PROFESSUR FÜR
INNERE MEDIZIN IN ERLANGEN · GEHALTEN

VON

L. R. MÜLLER
DIREKTOR DER MEDIZINISCHEN KLINIK IN ERLANGEN

MIT 87 TEXTABBILDUNGEN

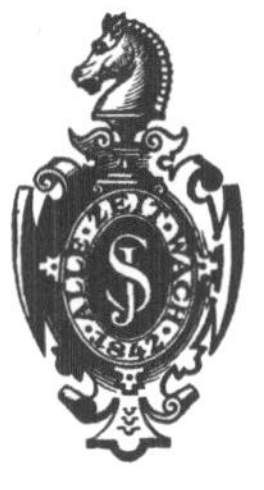

BERLIN
VERLAG VON JULIUS SPRINGER
1922

ISBN 978-3-642-98389-4 ISBN 978-3-642-99201-8 (eBook)
DOI 10.1007/978-3-642-99201-8

Vorwort.

Seit manchen Jahren schon beschäftigt mich die Frage, wie weit es möglich ist, das Lebensalter des Menschen richtig zu schätzen. Wenn ich auch dieses Problem in keiner Hinsicht der Lösung näher bringen konnte, so glaubte ich doch, hierher gehörige Beobachtungen und Erfahrungen in einer Vorlesung, die ich vor dem akademischen Senate in Erlangen zu halten hatte, zusammenstellen zu dürfen. Den dort gebrachten Darlegungen fügte ich noch einige weitere Abschnitte, wie einen solchen über die „Altersbestimmung des menschlichen Geschlechtes" und über die „Beurteilung des Alters eines Volkes", über die „Ursache des Alterns" und über „Zellveränderungen im Alter" hinzu.

Bei der Abfassung des Abschnittes über die „Wandlungen des Seelenlebens mit den Jahren" wurde ich von Herrn Professor Specht - Erlangen freundschaftlich beraten.

Für die Herstellung von trefflichen Lichtbildern, welche die körperlichen Alterserscheinungen darstellen, muß ich meinen ehemaligen Hilfsärzten an der medizinischen Poliklinik in Würzburg, Herrn Dr. Peltason und Herrn Dr. Stattmüller warme Anerkennung zollen.

Bei der großen Zahl von Abbildungen war es technisch nicht immer möglich, diese an denjenigen Stellen des Textes einzufügen, an welchen auf sie verwiesen wurde.

Der Verlagsbuchhandlung Julius Springer schulde ich für die vorzügliche Wiedergabe der Lichtbilder aufrichtigen Dank.

Erlangen, Ende November 1921.

L. R. Müller.

Inhaltsübersicht.

Rector magnifice! Procancellari perillustris!
Verehrte Herren Kollegen! Liebe Kommilitonen!

Das Altern und vor allem die Ursache des Alterns sind häufig schon Gegenstand akademischer Erörterungen gewesen. Auch mit der Altersschätzung von Tieren, insbesondere von domestizierten Tieren, hat sich die Wissenschaft schon wiederholt beschäftigt. Nirgendwo sind aber meines Wissens die Anhaltspunkte zusammengestellt worden, die eine Bestimmung des menschlichen Lebensalters ermöglichen.

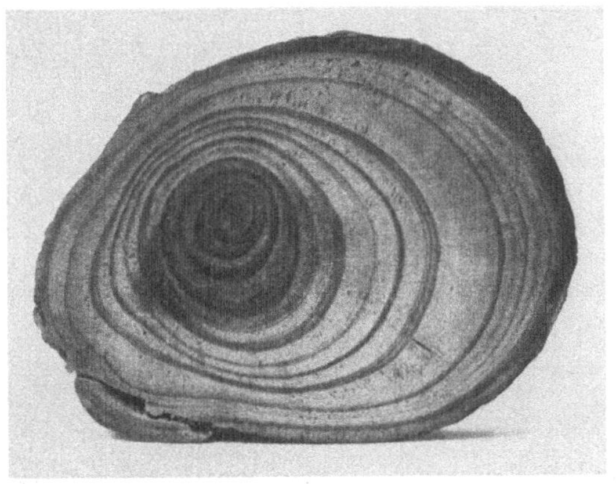

Abb. 1. Querschnitt durch die Wurzel eines Baumes mit 12 Jahresringen. (Nach einem Sägeschnitt des botan. Instituts in Würzburg.)

Einer solchen Zusammenstellung scheint nun nicht nur eine theoretische, sondern auch eine gewisse praktische Bedeutung zuzukommen: Sind doch die Menschen in der frühen Jugend oder wenn sie, wie bei wilden Völkern, ungenügend unterrichtet werden, nicht in der Lage, über ihr Alter zutreffende Angaben zu machen. Dasselbe kann bei manchen seelischen oder bei ganz schweren körperlichen Erkrankungen der Fall sein.

Für uns Ärzte sind selbst dann, wenn das Alter von den Kranken richtig angegeben wird, Anhaltspunkte zur Schätzung des Lebensalters wichtig; können wir doch nur dann beurteilen, ob ein Kranker vorzeitig gealtert und verbraucht ist, oder, ob er trotz seines Leidens ein Aussehen bietet, das seinen Jahren entspricht.

Ganz abgesehen sei von den Menschen, die aus Eitelkeit oder aus anderen Gründen wissentlich falsche Angaben über ihr Alter machen.

Auch bei der Bestimmung des Alters von Leichen sind wir, falls nicht Dokumente oder Äußerungen von Angehörigen vorliegen, auf Vermutungen angewiesen.

Wir werden freilich sehen, daß selbst bei der Möglichkeit einer Leichenöffnung von einer wirklichen „Bestimmung“ des Lebensalters beim

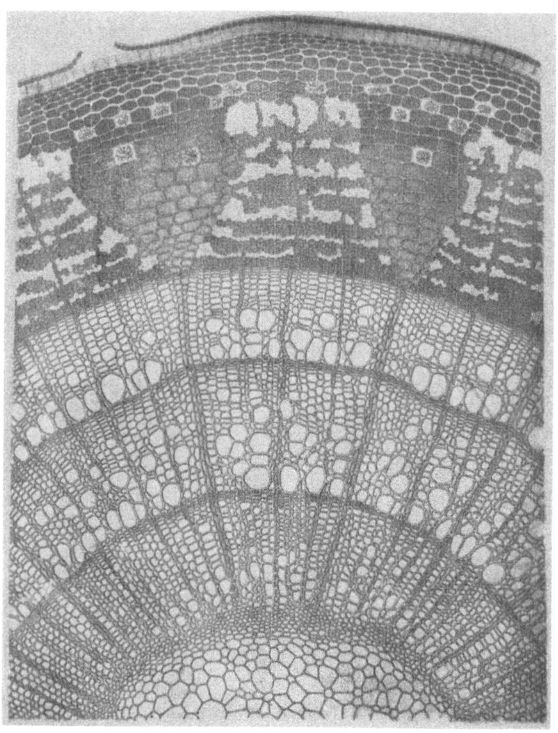

Abb. 2. Die mikroskopische Vergrößerung eines dünnen Querschnittes durch die Jahresringe eines Holzes zeigt, daß diese durch die verschiedene Dichte der Gewebszellen bedingt werden. Im Frühjahr und im Sommer wächst weitmaschiges Gewebe, im Herbst und Winter kommt es nur zur Entwicklung von kleinen, dicht und eng stehenden Zellen. (Nach einer lithographischen Wandtafel von L. Kny u. W. Zopf.)

Menschen nicht die Rede sein kann. Wir können nicht mehr als eine „ungefähre Schätzung“ vornehmen.

Anders der Forstmann! Dieser kann bei der „Autopsie“ der Bäume am Querschnitt des gefällten Stammes aus der Zahl der Jahresringe das Alter „abzählen“, also im wahren Sinne des Wortes „bestimmen“. Tatsächlich entspricht die Zahl der auf dem Sägeschnitt sichtbaren Ringe der Summe der Lebensjahre des betreffenden Baumes (vgl. Abb. 1).

Durch das verschieden starke Wachstum des embryonalen Holzgewebes, des Kambiums, das im Frühjahr unter dem Einfluß der Wärme und des Lichtes weitmaschige und im Herbst viel kleinere Holzzellen erzeugt, um im Winter ganz zu ruhen (vgl. Abb. 2), wird die verschiedene Dichtigkeit des Holzes und damit der Jahresring verursacht. Bei gleichmäßigen Ernährungsbedingungen, bei gleichmäßiger Wärme und gleichmäßiger Zufuhr von Wasser und von Salzen gelang es im botanischen Institut zu Würzburg, vollkommen homogenes Holz, d. h. Holz ohne Jahresringe zu erzeugen. Andererseits konnte man durch Wechsel der Ernährungsbedingungen unabhängig von den Jahreszeiten Ringe im Holze willkürlich hervorrufen. Wenn auch in den gleichmäßig warmen Tropen die Bäume auf dem Durchschnitt konzentrische Ringbildung aufweisen, so ist dies auf den regelmäßigen Wechsel von feuchten und trockenen Zeiten zurückzuführen.

Das Alter der lebenden Bäume kann auch der Botaniker nur auf Grund seiner Erfahrung und durch den Vergleich der Dicke des

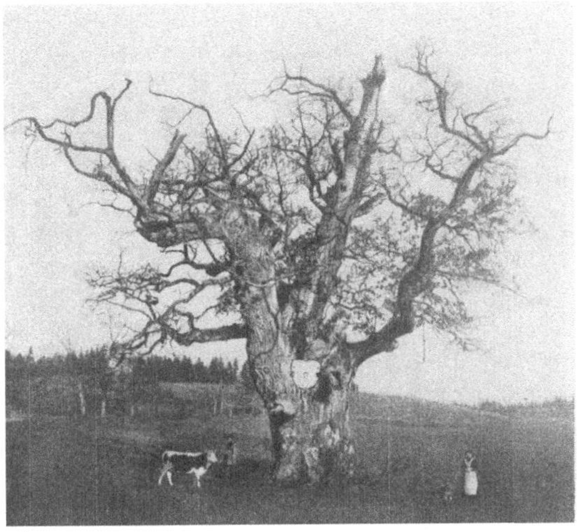

Abb. 3. Alte Eiche mit abgestorbenen Ästen und nur spärlichen frischen Trieben. Von Laien wird das Alter des hier abgebildeten Baumes auf über 1000 Jahre geschätzt, Sachverständige beurteilen sein Alter wesentlich weniger hoch. Abb. aus F. Stützer: Die größten, ältesten und sonst merkwürdigen Bäume Bayerns. München 1900.

Stammes mit dem Umfang von gefällten Bäumen gleicher Art, an denen die Ringe gezählt werden, „schätzen". Dabei können aber Verschiedenheiten des Bodens und damit der Ernährungsverhältnisse, Verschiedenheiten der meteorologischen Einflüsse und schließlich Krankheit des Baumes zu Fehlschlüssen Veranlassung geben. Aber nicht nur aus der Größe und aus dem Umfang des Stammes, auch aus der Art und der Zahl der Triebe und der Früchte kann man Vermutungen über das Alter der Bäume begründen. Besonders verleihen die weniger dichte Belaubung und das Absterben einzelner Äste dem Baume das Aussehen des „Zurückgehens" und damit des höheren Alters (vgl. Abb. 3).

Auch bei der Bestimmung des Lebensalters der Tiere kann eine Schichtbildung, die durch das unregelmäßige Wachstum zu den verschiedenen Jahreszeiten verursacht wurde, von Wert sein. Auch die Tiere wachsen vorzüglich in der warmen Jahreszeit. Die Zuwachsstreifen an den Schalen der Muscheln[1]) (vgl. Abb. 4) und an den Schuppen der Fische zeigen an, wieviel günstige und wieviel ungünstige Jahreszeiten das Tier durchgemacht hat. Doch brauchen diese Perioden nicht immer mit dem jährlichen Wechsel der Jahreszeiten übereinzustimmen, sie können z. B. bei manchen Schnecken von der Zahl der Regenzeiten abhängig sein. Bei all diesen Schätzungen sind wir auf die festen Gebilde angewiesen, bei den höher entwickelten Tieren auf die Größe und auf die Stärke der

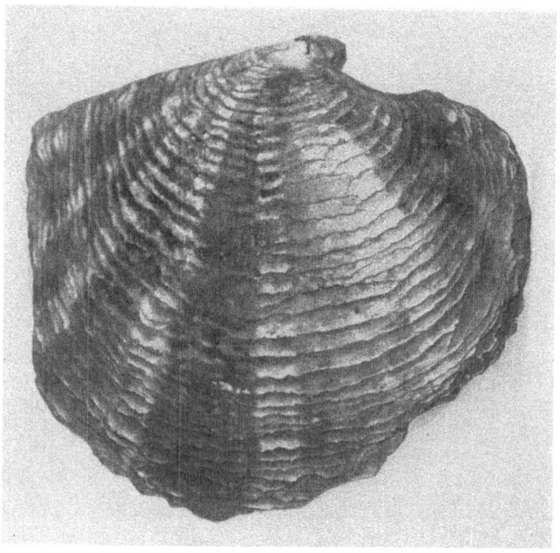

Abb. 4. Schale der Meleagrina margaritifera (Perlauster) von außen. Die Anwachsstreifen (Jahresringe!) sind sehr deutlich zu erkennen. (Lichtbild nach einem Präparat des Zoologischen Instituts in Erlangen.)

Knochen, auf die Entwicklung der Zähne und, soweit sie vorhanden sind, auf die Entwicklung des Geweihes und der Hörner.

In einer trefflichen Studie hat G. Stroh[2]) jüngst nachgewiesen, daß es durch Merkmale an Gebiß und Krucke gelingt, „das Alter der Gemse so verlässig zu bestimmen, wie es kaum bei einem anderen Tiere, am wenigsten bei den den nivellieren-

[1]) Die Anwachsstreifen sind bei den Muscheln mehr oder weniger konzentrisch angeordnet. Nach R. Rasbach (Beiträge z. Kenntn. d. Schale u. Schalenregeneration v. Anodonta zell. Schröt, Zeitschr. f. wiss. Zool. Bd. 103, 1912) entsprechen diese Anwachsstreifen immer einer bestimmten Wachstumsperiode und stellen so meist die „Jahresringe" der Muschel dar.

[2]) Die Altersbestimmung des Gemswildes nach Gebiß und Krucke. Jahrb. des Institutes für Jagdkunde, Bd. 4. Neudamm 1920.

den Einflüssen der Domestikation ausgesetzten Haustieren möglich ist. Die rund dreieinhalb Jahre umfassende Gebißentwicklung und die regelmäßigen winterlichen Unterbrechungen des Kruckenwachstums ermöglichen diese Feststellung". Die Gemskitz kommt mit 6 Milchschneidezähnen zur Welt, nach 3 Wochen brechen die Milchprämolaren durch das Zahnfleisch. Im Alter von ungefähr $^1/_4$ Jahr erscheint der 4. Backzahn des Unterkiefers als erster bleibender und erst mit $3^1/_2$ Jahren ist endlich die Zahnbildung mit dem Wechsel der Eckschneidezähne abgeschlossen. Das spätere Alter kann an den Zähnen ganz ähnlich wie bei den Pferden aus der Stärke der Abnützung und damit aus der Figur der Schliffläche geschätzt werden.

Bei den Pflanzenfressern (Herbivoren) wie bei der Gemse, beim Pferd und bei den Wiederkäuern braucht die Entwicklung des endgültigen Gebisses viel länger als bei den Fleischfressern, bei den Karnivoren. Es wird von ihnen das Gebiß auch viel stärker in Anspruch genommen und infolgedessen sehr viel stärker „abgenutzt"; und so ist das Gebiß gerade bei den Pferden ein für die Pferdehändler und Pferdekenner wichtiger Anhaltspunkt für die Schätzung des Alters. Da aber im Zeitpunkt des Erscheinens der Zähne und ihres Wechsels große Schwankungen vorkommen und da insbesondere der Grad des Abschleifens der Zähne sehr von der Veranlagung des Zahnes und von der Art der Nahrung abhängig ist, so kann aus dem Zustande des Gebisses der Herbivoren das Alter auch nur „beiläufig geschätzt", nicht „sicher bestimmt" werden.

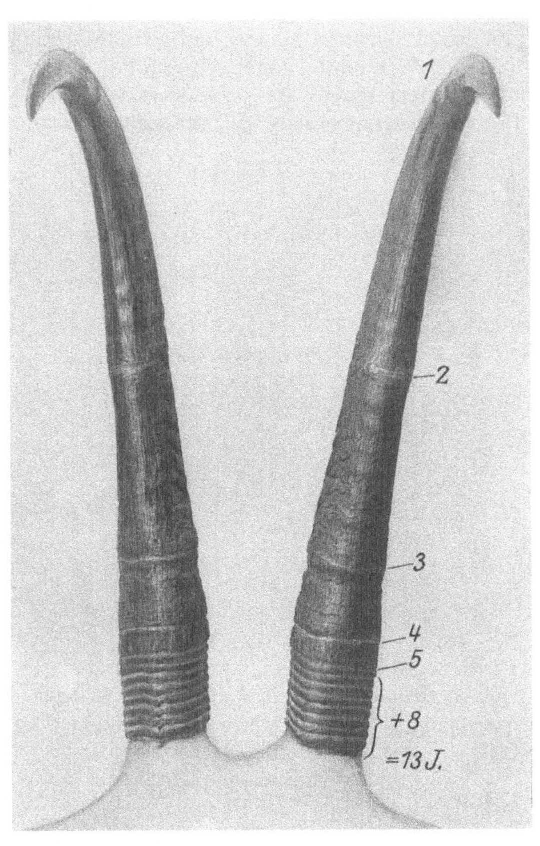

Abb. 5. Jahresringe an den Krucken einer 13-jährigen Gemse. Aufnahme von Dr. Stroh, Augsburg.

Einen sehr viel verlässigeren Anhaltspunkt für die Feststellung des Alters bieten die Krucken der Gemse. Zur Zeit der Winternot — die Gemse sucht im rauhen und schneereichen Gebirgswinter nicht die Futterplätze auf — wird das Hornwachstum unterbrochen und so entsteht in jedem Winter an dem nicht wachsenden Kruckenhorn äußerlich ein deutlicher Absatz, ein Unterernährungsring (vgl. Abb. 5). Diese stehen in jüngeren Jahren weiter auseinander. Der größte Hornzuwachs erfolgt beim Jährling zwischen dem 1. und 2. Jahr, von da ab nimmt das Hornwachstum langsam und systematisch ab. Nach 5 Jahren bilden sich nur mehr die sog. Millimeterringe.

Daß eine Unterbrechung des Wachstums zu einer Ringbildung an den Hörnern führen kann, das sehen wir auch am Rinde. Bei hochträchtigen Kühen werden fast alle Nährstoffe des Blutes zur Entwicklung der Frucht verwendet. Das Hornwachstum leidet darunter und es entsteht eine Einschnürung am Grunde des Hornes. Nach der Ausstoßung der Frucht wird die Matrix des Hornes wieder reichlich ernährt und mit dem Wachstum des Hornes schiebt sich der Hornring nach oben. Da nun die meisten Kühe einmal im Jahr kalben, so kann man aus der Anzahl der Hornringe

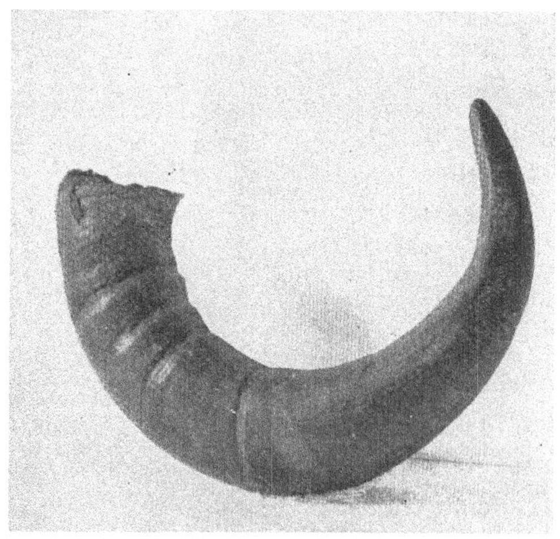

Abb. 6. Rinderhorn mit 6 Ringen. Zwischen dem 1. und 2. Ring ist ein doppelt so großer Abstand wie zwischen den anderen Ringen. Die Kuh ist demnach 6 + 2 + 1 Jahr = 9 Jahre alt. Aus Kroon - Jakob: Die Lehre der Altersbestimmung bei den Haustieren. Hannover M. und H. Schaper, 1916.

nicht nur die Zahl der zur Welt gebrachten Kälber, sondern auch das Alter des Muttertieres ablesen (vgl. Abb. 6).

Nun wird behauptet, daß auch das Geweih der Cerviden, so unseres Rehes und unseres Hirsches, für die Altersbestimmung wertvolle Anhaltspunkte gäbe. Eine solche Annahme ist jedoch nur sehr bedingt richtig. Kommen doch einmal die Geweihe mit Ausnahme des Renntieres nur dem Männchen zu. Das Erstlingsgeweih stellt beim Reh und beim Hirsch nur ein paar „Spieße" dar. Das zweite ist einfach gegabelt und tatsächlich wird nur einmal im Jahr zu einer bestimmten Zeit das Geweih abgeworfen. Aber die im Laufe des Jahres hinzukommenden Sprossen folgen ohne bestimmte Abhängigkeit vom Jahresalter, die Vermehrung der Sprossen entspricht vielmehr dem Kräftezustand des Körpers und den anderen Lebensbedingungen, vor allem auch der Zeugungskraft. Ja, mit dem höheren Alter nimmt die Endenzahl des Geweihes wieder ab, der Hirsch „setzt zurück" und auch Krankheiten hemmen die Geweihentwicklung, so besonders die Verletzung der Geschlechtsorgane.

Um nun endlich auf eine Schätzung des Lebensalters beim Genus homo zu sprechen zu kommen, so stehen uns in dieser Hinsicht leider keine Anhaltspunkte an einer sichtbaren Horn- oder Geweihbildung zur Verfügung. Wohl können wir — wenigstens zur Zeit des Wachstumes — gewisse Schlüsse aus der

Größe

des Körpers, aus der Entwicklung des Skelettes ziehen. Von vielen Seiten[1]) sind schon Tabellen aufgestellt, in denen die **durchschnittliche Größe** in den einzelnen Lebensjahren berechnet wurde. Die Zahlen sind bei den verschiedenen Rassen, bei der ländlichen und städtischen Bevölkerung, aber auch beim männlichen und beim weiblichen Geschlechte verschieden. Vor allem sind Veranlagung, Verpflegung und Art der Beschäftigung in den jugendlichen Jahren von Bedeutung, so daß die Bestimmung des Alters nach den in den Tabellen errechneten Mittelwerten durchaus nicht stets den Anspruch auf Richtigkeit hat. Schon die Altersschätzung des intrauterin lebenden Kindes und andererseits das Urteil, ob ein neugeborenes Kind völlig ausgetragen, stößt auf manche Schwierigkeiten. Das Größenwachstum ist in den ersten Jahren am lebhaftesten,

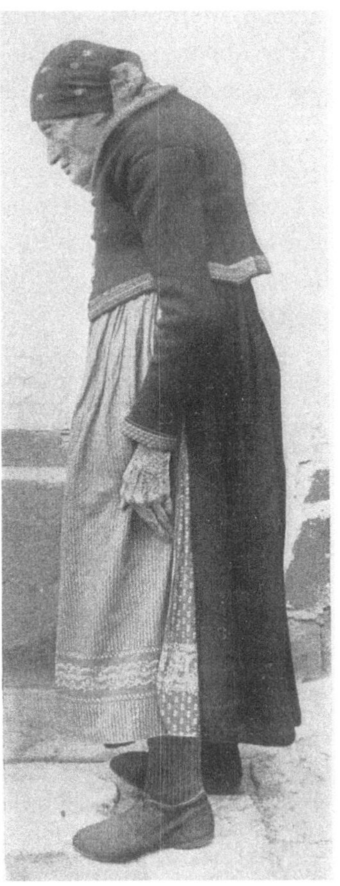

Abb. 7. 84 jähriges altes Fraule aus dem Versorgungsheim in Erlangen, deren Körpergröße durch das Zusammensinken der Wirbelsäule und durch den Altersbuckel um etwa 15 cm abgenommen hat. Auch das Körpergewicht der durchaus gesunden Frau ist mit dem hohen Alter stark zurückgegangen. (Vgl. das magere Gesicht und die mageren, knochigen Hände.)

[1]) Vgl. H. Vierordt: Anatomisch-physiologische und physikalische Daten und Tabellen. Jena, Gustav Fischer 1906. 3. Aufl. 1. Kap., Körperlänge, S. 3—15, und Cl. v. Pirquet: eine einfache Tafel zur Bestimmung von Wachstum und Ernährungszustand bei Kindern. Berlin, Julius Springer, 1913.

auch in der Pubertätszeit ist die Wachstumsenergie noch groß. In wesentlich geringerem Maße erstreckt sie sich noch bis in den Anfang der dreißiger Jahre, um in Deutschland bei Männern zu einer Durchschnittsgröße von 174 cm zu führen. Bald nimmt aber die Körpergröße schon wieder ab. Diese Abnahme ist in den vierziger Jahren meßbar, in den fünfziger und sechziger schon deutlich merkbar. Mit 70 Jahren ist die Durchschnittsgröße von 174 auf 161 zurückgegangen.

In den ersten Lebensjahren ist das Verhalten der Fontanellen ein wertvoller Anhaltspunkt für die Schätzung des Lebensalters. Die häutigen Stellen des Schädeldaches werden mit zunehmendem Alter immer kleiner; so bleibt die große Fontanelle bis zum 14. oder 15. Lebensmonat offen.

Durch die Röntgenstrahlen können wir uns ein Urteil über die Entwicklung der Knochenkerne verschaffen. Diese geht gesetzmäßig von statten. Von der Handwurzel entwickelt sich der Knochenkern des Os capitatum in den ersten Monaten des extrauterinen Lebens, der des Os pisiforme wird bei Mädchen zwischen dem 8. und 10. Lebensjahr, bei Knaben erst zwischen dem 10. und 11. Jahre auf der Röntgenplatte sichtbar. Also auch nach dem Entwicklungsgrade der Knochenkerne kann man während des Wachstums Schlüsse auf das Alter ziehen.

E. Stettner[1]) hat darauf hingewiesen, daß die soziale Lage ebenso wie auf die Schnelligkeit des Wachstumes, so auch auf die Zeit, in der sich die Knochenkerne entwickeln, einen Einfluß habe, und zwar kommt es bei den Kindern der wohlhabenden Stadtbevölkerung entschieden bälder zur Ausbildung der Knochenkerne als bei den Kindern der bäuerischen Bevölkerung. Die Industriearbeiterkinder nehmen in dieser Hinsicht eine Mittelstellung ein. Ein Einfluß der geistigen Erziehung läßt sich auch bei der Entwicklung der Körpergröße nachweisen. Das Landkind ist kleiner als das gleichalterige Stadtkind. Die Gymnasiasten sind größer als die Volksschulknaben der gleichen Altersstufe.

Die Keilbeinhöhle und die Cellulae mastoideae bilden sich erst mit der Geschlechtsreife aus. Die Sesambeine an Hand und Fuß entwickeln sich gewöhnlich auch erst um diese Zeit, also mit dem 13. und 14. Lebensjahr. Mit der Geschlechtsreife kommt es auch allmählich zur Verschmelzung der Diaphysenknochenbildung mit den Knochenkernen der Epiphyse. Doch macht sich auch dabei der Einfluß des Geschlechts geltend. So erfolgt z. B. beim Mädchen die Epiphysensynostose in den Grundphalangen der Zehen zwischen dem 15. und 17., beim Manne zwischen dem 17. und 22. Lebensjahr (Stettner).

---

[1]) Ossifikation und soziale Lage. Münch. med. Wochenschr. 1920 Nr. 38 und „Über die Beziehungen der Ossifikation des Handskeletts zu Alter und Längenwachstum bei gesunden und kranken Kindern von der Geburt bis zur Pubertät". Arch. f. Kinderheilk. Bd. 68.

Vor allem ist aber bei Tier und Mensch die Zeit des

Durchbruches des ersten und des zweiten Gebisses und die Entwicklung und die Abnützung der bleibenden Zähne

für die Schätzung des Alters von Wert. Beim Säugling zeigen sich die inneren unteren Schneidezähne zwischen dem 4. und 7. Monat. Am Ende des ersten Lebensjahres haben sich meist acht Frontzähne, am Schlusse

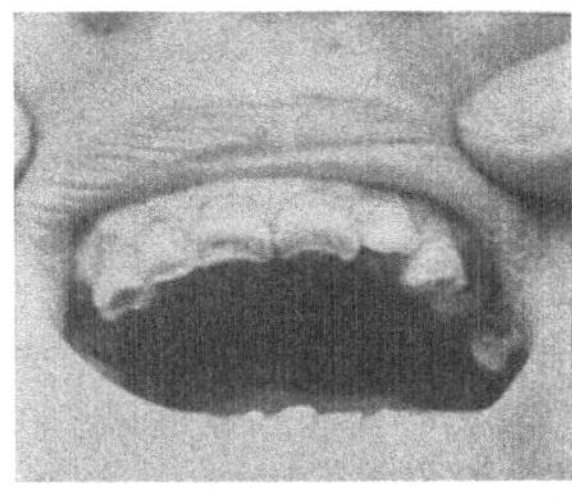

Abb. 8. Auffällige frühzeitige Abnützung der Schneidezähne bei einer 36jährigen Frau. Der Zahnschmelz ist auf der Schliff-fläche gut vom Zahnbein zu unterscheiden.

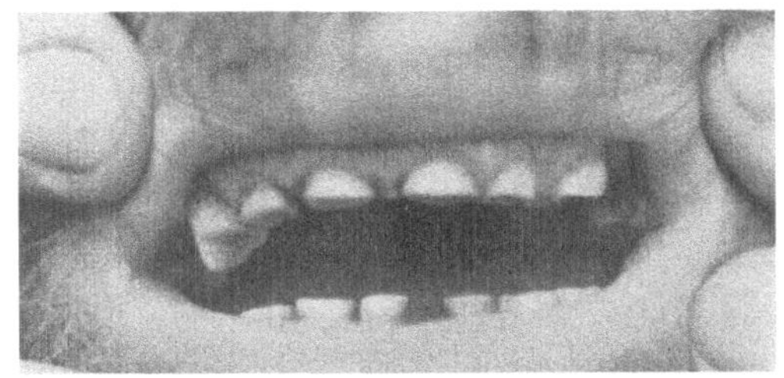

Abb. 9. Zähne, die bis zum Rand des Zahnfleisches abgeschliffen wurden (Mann von 46 Jahren).

des zweiten Jahres die Eckzähne entwickelt. Im 3. Lebensjahre wird das Milchgebiß vollendet. Das Durchbrechen der letzten bleibenden Zähne, der dritten hinteren Mahlzähne, kann sich beim Menschen bis zum 25. Jahre hinziehen. In der Zwischenzeit entwickeln sich die übrigen Zähne, doch kommt es dabei infolge der verschiedenen äußeren und inneren

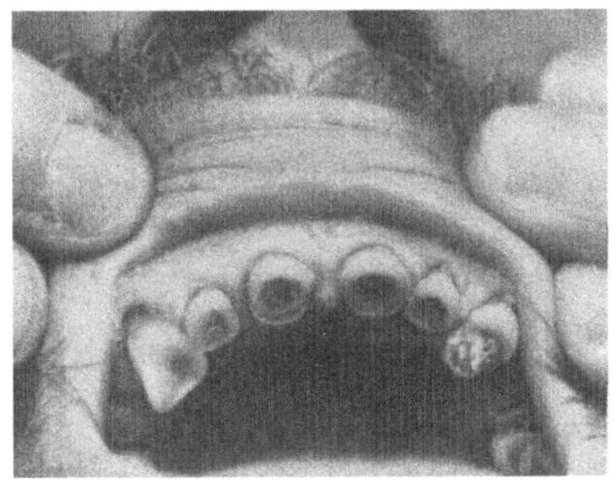

Abb. 10. Hochgradig abgeschliffene Schneidezähne des Oberkiefers bei einem 56jährigen Manne.

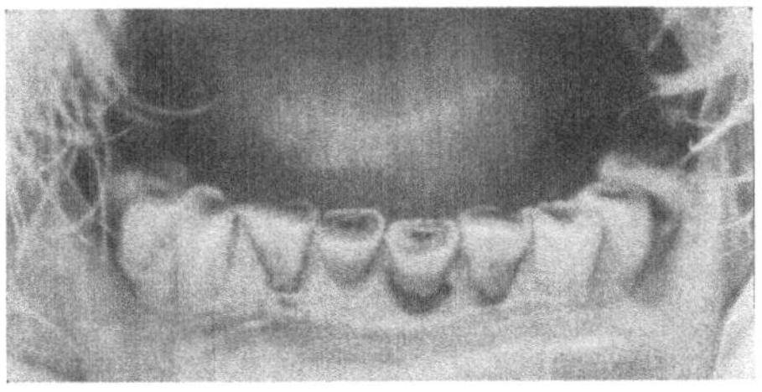

Abb. 11. Abgeschliffene Schneidezähne des Unterkiefers mit Eröffnung der Zahnhöhle (Zahnpulpa). (Mann von 83 Jahren.)

Bedingungen, d. h. der verschiedenen Veranlagung, doch zu recht beträchtlichen Ungleichheiten, so daß beim Menschen die Schätzung des Alters nach der Bildung des Gebisses großen Fehlern ausgesetzt ist. Manche Kinder kommen schon mit einem sichtbaren Zähnchen zur Welt, während bei anderen das erste Zähnchen ein Jahr auf sich warten läßt! Aber auch der Durchbruch der letzten bleibenden Zähne, der „Weisheitszähne“, kann sich bis zum 30. Jahre hinziehen.

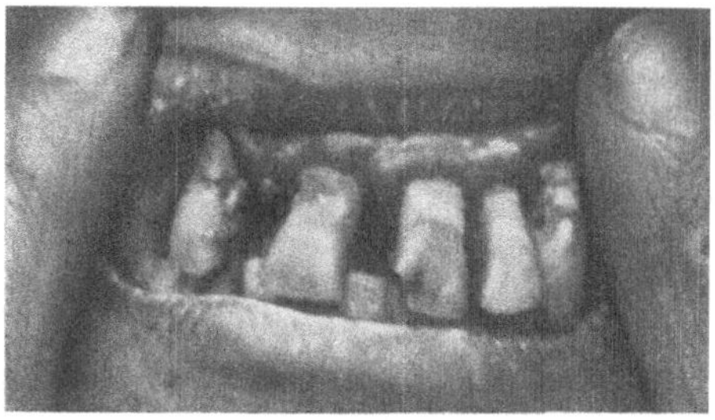

Abb. 12. „Langwerden“ der Zähne durch Schwinden des Zahnfleisches und des Zahnfortsatzes der Kiefer. (47jährige Frau.)

Wie oben besprochen, wird bei den Herbivoren, vor allem beim Pferde, das Alter nicht nur nach der Entwicklung des ersten, des „Fohlengebisses“, und des zweiten dauernden Gebisses, sondern in den späteren Jahren nach der Abnutzung des Gebisses beurteilt. Durch die Abschleifung des Schmelzes und des Zahnbeines kommt es zur Verkürzung des Zahnes und damit zur Eröffnung des Wurzelkanals, der allerdings in seinem äußeren Teile meist mit Dentinsubstanz ausgefüllt ist, das sich dann durch die Aufnahme von Farbstoff dunkelbraun färbt. Auf diese Art entstehen Schliffiguren der Zähne, „Zahnsternchen“, und nach diesen „Kundenspuren“ schätzt der Tierarzt Pferd und Rind. Im höheren Alter kommt es bei

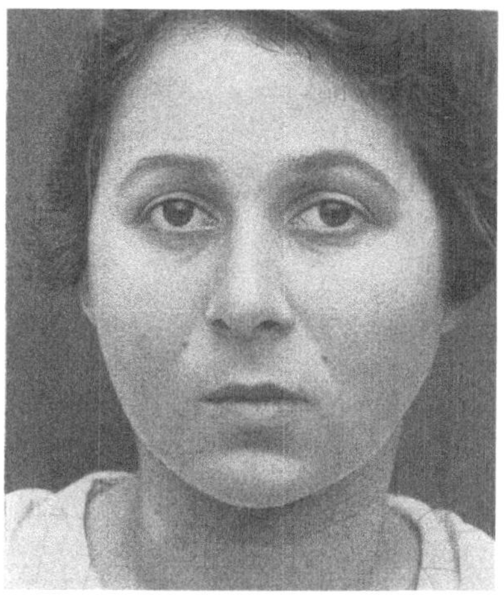

Abb. 13. Rundliche Wangen bei einem 20jährigen Mädchen. Man beachte den kleinen Mund, die kleine Nase, die Rundung der Wangen und die faltenfreie Haut.

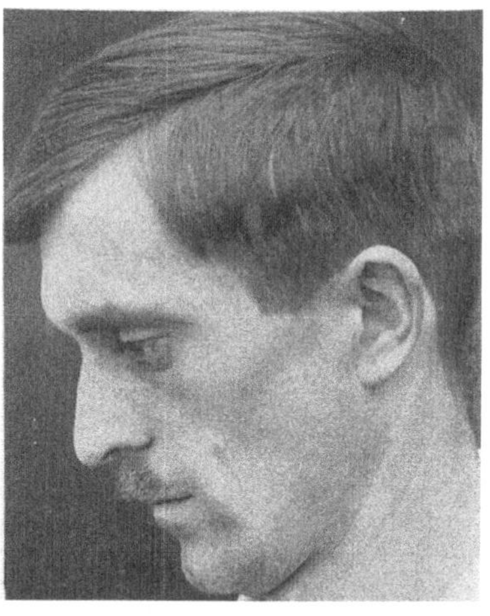

Abb. 14. Verschiebung des Fettpolsters! Schwinden des Unterhautfettgewebes unter dem Jochbogen. Andeutung von Doppelkinn. (Mann von 29 Jahren.) Das Fehlen d. „Krähenfüße“ weist darauf hin, daß die Dreißiger noch nicht erreicht sind.

diesen Tieren aber auch zu einem Schwinden des Alveolarfortsatzes und damit zu einem scheinbaren „Längerwerden" der Zähne [1]).

Auch beim Menschen kann es jenseits der dreißiger Jahre zum Abschleifen der Zähne kommen und dann sind an den Schliffflächen das dunkelgefärbte Zahninnere, das Pulpadentin, um dieses herum das Zahnbein und außen der glasige Ring des Schmelzes gut voneinander zu unterscheiden

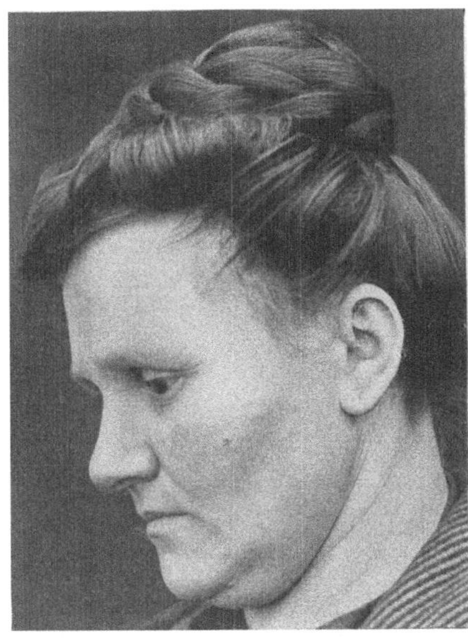

Abb. 15. Schwund des Fettpolsters unter dem Jochbogen. Anreicherung des Fettpolsters der Haut unter dem Mundboden („Doppelkinn".) Die „Krähenfüße" und der Schwund der Haare an den Schläfen und der falsche Zopf lassen das Alter als nahe an Vierzig schätzen (38 Jahre).

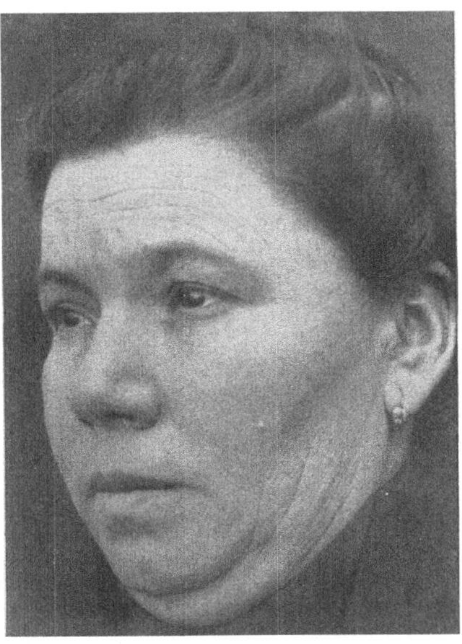

Abb. 16. Verschiebung des Fettpolsters! Leichter Schwund des Fettes unter dem Jochbogen, starke Doppelkinnbildung, die feine Fältelung der Haut des Halses und der leichte Schwund der Haare lassen das Alter auf über 45 Jahre schätzen. (47jährige Frau).

(vgl. Abb. 8, 10 u. 11). Die Zähne können unter Umständen, wie Ihnen das Bild 9 zeigt, soweit abgeschliffen werden, daß sie nur wenige Millimeter mehr das Zahnfleisch überragen. Dieses „Abschleifen" beschränkt sich nicht immer nur auf die Schneidezähne, es erstreckt sich manchmal auch

[1]) Vgl. H. M. Kroon: „Die Lehre der Altersbestimmung bei den Haustieren". Aus dem Holländischen übersetzt von H. Jakob. Hannover, M. u. H. Schaper, 1916. Kroon weist übrigens wiederholt auf die Ungenauigkeit der Altersschätzung bei den Pferden nach den Zähnen hin und fordert immer wieder auf, auch beim Pferd alle übrigen Kennzeichen des Alters, wie Hängenlassen der Lippen und der Augenlider, Schwund der Rückenmuskulatur und damit Senkrücken, Schwund des perianalen Fettgewebes und damit Gruben seitlich vom After, Ergrauen der Haare mit zu verwerten.

auf die Mahlzähne, deren Höcker dann abgeflacht werden, so daß die Schliffflächen der Molarzähne des Ober- und Unterkiefers glatt aufeinander liegen.

Weitgehende Schlüsse auf das Alter können aber aus der Abnützung der Zähne beim Menschen noch weniger wie beim Tier gezogen werden. Veranlagung des Zahnbeines („weiche Zähne"), Art und Rauhigkeit der Nahrungsmittel, ferner der Beruf spielen hier eine Rolle. So finden wir bei der ländlichen Bevölkerung und bei Steinarbeitern viel häufiger starke Abnutzung der Zähne als bei Städtern. Aber auch bei Stadtbewohnern treffen wir nicht selten Leute, die schon in der Mitte der dreißiger Jahre starke Abnutzung der Zähne und ausgesprochene Schliffiguren aufweisen (vgl. Abb. 8).

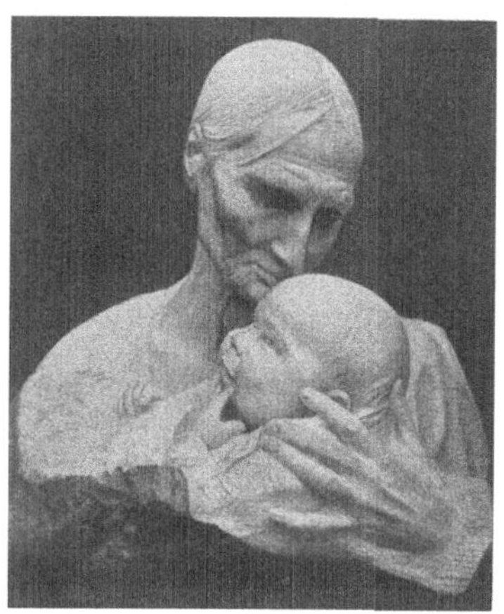

Abb. 17. Der Gegensatz zwischen dem reichlichen Fettpolster der Wangen in der Kindheit und dem Schwunde des Wangenfettes im Alter ist von Jean Dampt in dem „Kuß der Großmutter" als künstlerischer Vorwurf gewählt worden. (Verkl. Wiedergabe eines Druck. aus d. Museum.) Verl. v. W. Spemann, Berlin u. Stuttgart.

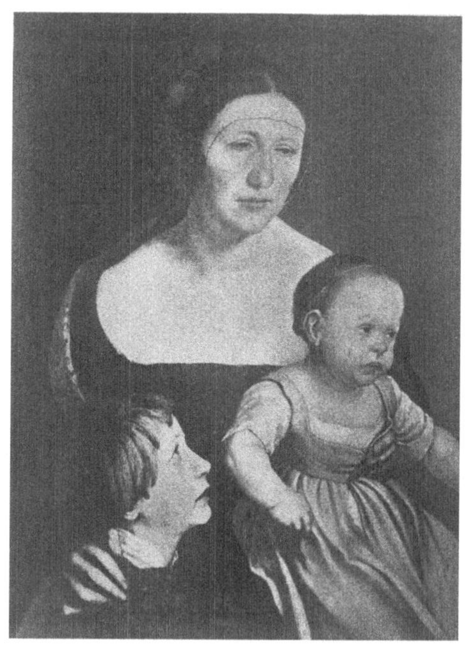

Abb. 18. In trefflicher Weise hat Hans Holbein auf dem Bildnis seiner Frau und seiner Kinder zum Ausdruck gebracht, wie die Wangenrundung mit dem Alter abnimmt und wie die Nase an Größe und Dicke im Verhältnis zum Gesicht zunimmt. (Nach einer Abbildung aus dem „Museum". Verlag von W. Spemann, Berlin u. Stuttgart.)

Für den Menschen läßt sich als Norm aufstellen, daß im zweiten Dezennium die Abrasionen des Schmelzes sehr selten sind, im dritten zeigen sich an den Schneidezähnen, infolge des Freiliegens des Dentines, feine strichförmige Linien, selten sind die Eckzähne, wie die Molarzähne ergriffen. Im vierten Dezennium sind die dunklen Dentinfiguren schon breiter, manchmal finden sich schon Ringfiguren, die dann durch die Abschleifung des Schmelzes, des Dentines und die Ausfüllung der Pulpahöhle durch Ersatzdentin gebildet werden. Die Kronenhöcker der Molaren sind angeschliffen. Im fünften Jahrzehnt sind die Molarzähne noch

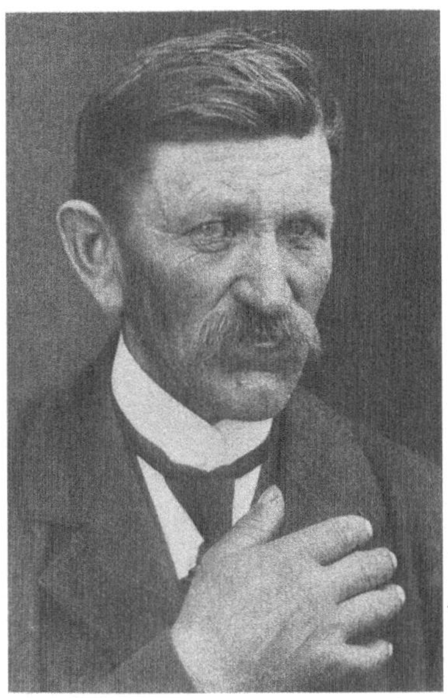

Abb. 19. Vergrößerung der Ohren, der Nase, des Kinnes und der Hände mit den fünfziger Jahren (akromegalischer Einschlag des Alters). Mann mit 59 Jahren. Trotz des dichten dunklen Haupthaares ist dieses Alter aus den großen und kleinen Falten um die Augen und aus der Verschiebung d. Fettpolsters der Haut d. Gesichtes richtig zu schätzen.

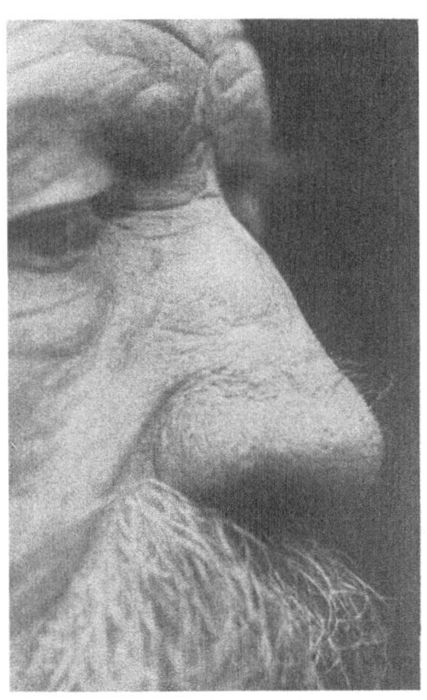

Abb. 20. Verbreiterung und Vergrößerung der Nase im Alter durch Verdickung der Haut. Erweiterung der Ausführungsgänge der Talgdrüsen. Haarbildung auf dem Nasenrücken. (66jähriger Mann.)

stärker abgenützt und auch die Eckzähne sind jetzt schon deutlich verbraucht (vgl. Abb. 10 u. 11).

Das „Längerwerden" der Zähne beim Menschen ist meist erst im 6. Jahrzehnt mit dem Schwunde der Alveolarfortsätze festzustellen. Doch sind manchmal krankhafte Zustände, wie Alveolarpyorrhoe, Fehlen der betreffenden Antagonisten, Prognathie, d. h. offener Biß, dafür verantwortlich zu machen (vgl. Abb. 12).

So konnten in früheren Zeiten die Sklavenhändler beim Menschenkauf aus dem Gebiß Schlüsse auf das Alter ihrer Ware ziehen, ähnlich wie das die Händler beim Pferdekauf noch heute tun.

Aus dem Grade der Karies und des Zahnverlustes lassen sich keine näheren Anhaltspunkte für die Beurteilung der Anzahl der Lebensjahre gewinnen. Treffen wir doch — namentlich in Südbayern — recht häufig Frauen, die in den zwanziger Jahren Prothesen mit zahlreichen künstlichen Zähnen tragen, andererseits weiß jedermann Beispiele von glücklichen Leuten anzuführen, die bis ins hohe Alter im Besitze aller ihrer wohlerhaltenen Zähne geblieben sind. Allerdings kommt es im Alter dann wohl

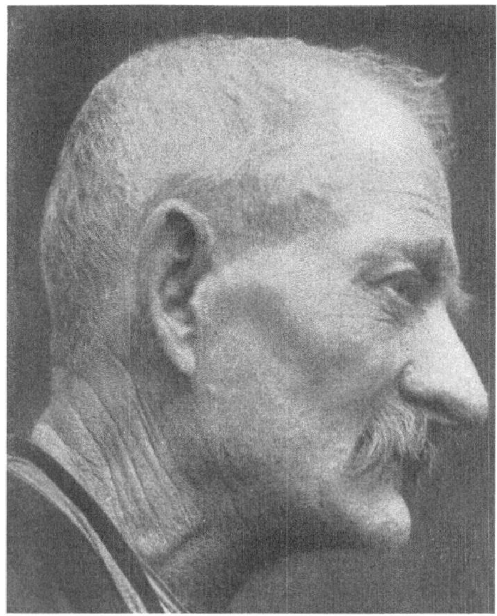

Abb. 21. Verschiebung des Fettpolsters! Das Fettpolster unter dem Jochbogen ist geschwunden, die Haut der Nase und des Kinnes hat aber an Dicke zugenommen. Die starke Faltenbildung am Nacken läßt auf das Alter von nahezu Sechzig schließen. (59jähriger Mann.) Man vergleiche die Nase mit dem Stumpfnäschen auf Abb. 13.)

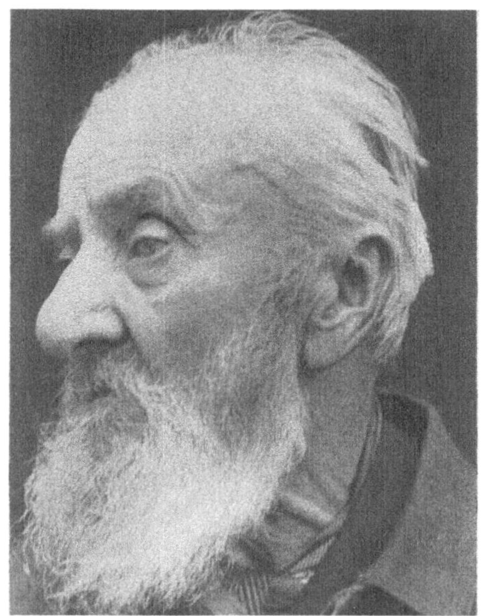

Abb. 22. Zunahme der Größe der Nase und der Ohren mit dem Alter! Das hohe Alter des hier abgebildeten Mannes (86 Jahre) ist an den weißen Haaren, an den eingesunkenen „müden" Augen, an dem starken Vorspringen der Venen am Halse und an der welken Haut der Ohren zu erkennen.

immer zu einem „Längerwerden der Zähne", das freilich nur scheinbar ist und auf einen Schwund des Zahnfleisches und der Alveolarfortsätze der Kiefer zurückzuführen ist.

Das Skelett und die Zähne liefern uns also nur bis zum Abschluß des Wachstumes, also etwa bis zum 22.—24. Lebensjahre, brauchbare Zahlen für die Bestimmung des Alters. Lediglich in hohen Jahren kann eine geringe Abnahme der Körpergröße, vorzüglich aber eine stärkere Verkrümmung der Brustwirbelsäule, ein Hängen des Kopfes nach vorn uns zeigen, daß das 7.

und 8. Jahrzehnt auch mit Rückbildungserscheinungen des Skelettes einhergeht. (Vgl. Abb. 7 auf Seite 7.)

Nach Abschluß des Längenwachstums und nach Abschluß der Zahnentwicklung ist es die

Breitenzunahme,

die bessere Entwicklung der Muskulatur und vorzüglich die Entwicklung des Fettpolsters, die uns Schlüsse auf das Lebensalter erlauben. Im dritten Jahrzehnt weitet sich der Brustkorb, die Knochen werden dicker und auch die Muskulatur nimmt an Umfang zu. Aus dem aufgeschossenen Jüngling

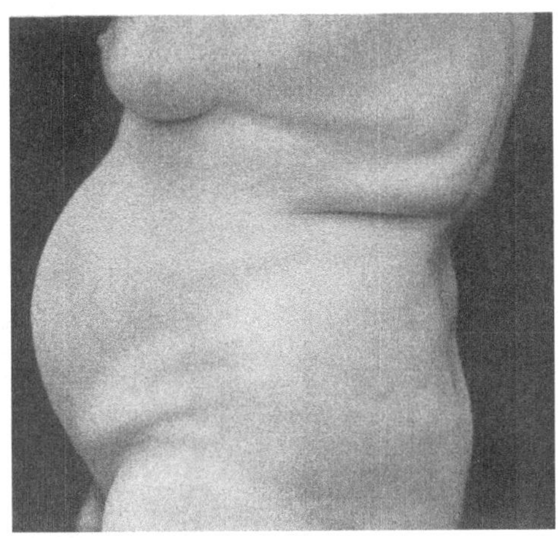

Abb. 23. Zunahme des Fettpolsters am Rücken (Fettwülste) und am Leib einer 49jährigen Frau.

wird der kräftige, stämmige Mann, aus dem schlanken Mädchen wird das reife Weib mit den rundlichen Formen.

Wenn auch das Längenwachstum abgeschlossen ist, so nimmt, wie alle statistischen Erhebungen zeigen, doch das **Körpergewicht** in den zwanziger und in den dreißiger, ja meist auch in den vierziger Jahren noch weiter, meist um mehrere Kilogramm, zu. Diese Zunahme ist durch das Kräftigerwerden der Muskulatur und durch die Anreicherung des Fettpolsters bedingt. Im höheren Alter freilich geht das Körpergewicht wieder zurück. Die Abnahme beträgt in den sechziger Jahren durchschnittlich 1,6 kg, im 8. Jahrzehnt 2,4 kg pro anno.

Es ist aber nicht nur die Zu- und die Abnahme, sondern vor allem die

Verschiebung des Fettpolsters,

die uns, meist ohne daß wir uns dessen bewußt werden, wichtige Winke für die Altersschätzung gibt.

War es in der Kindheit vor allem die „Rundung der Wangen", die Kleinheit des Näschens und des Mundes, die dem Gesicht trotz des verhältnismäßig großen Schädels den ausgesprochen jugendlichen Ausdruck gaben, (vgl. Abb. 17 u. 18), so verschiebt sich das Fettpolster am Ende der zwanziger und in den dreißiger Jahren von den oberen Partien der Backe mehr nach den unteren, so daß die Linien des Jochbogens sichtbar werden

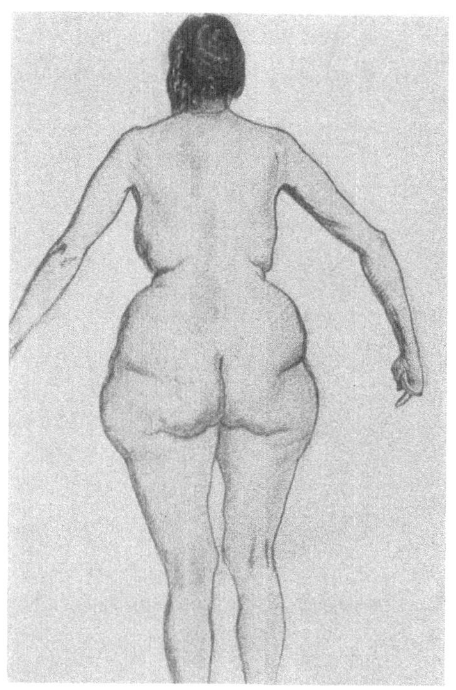

Abb. 24. Verschiebung des Fettpolsters mit dem Alter! Starke Anhäufung des Fettes in der Lendengegend und am Becken, dabei Abmagerung des Brustkorbes, der Arme und der Beine. Frau in den sechziger Jahren.

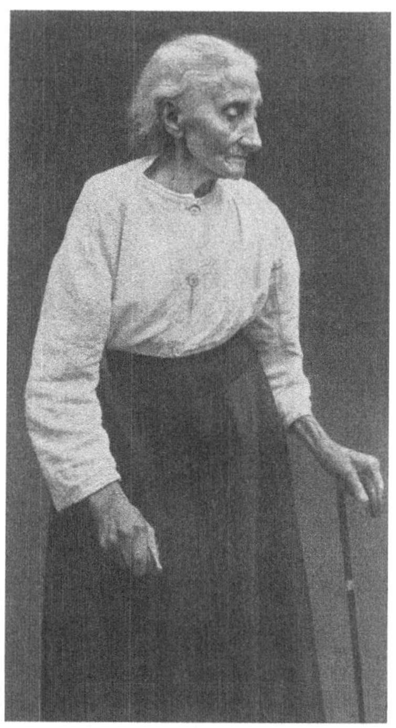

Abb. 25. Abnahme des Fettpolsters im Gesicht, am Hals, an den Armen und an den Händen und damit starke Abnahme des Körpergewichts mit dem Alter. (Frau von 90 Jahren.)

und daß es zu mehr hängenden Backen, zur Andeutung und zur Ausbildung eines Doppelkinnes kommt (vgl. Abb. 13, 14, 15, 16). Die Lippen werden wulstiger, auch die Nase und die Ohren werden etwas größer, sie werden „fleischiger". Ja, in späteren Jahren können die Nase, die Ohren und das Kinn so groß werden und so massig, daß ein akromegalischer Einschlag unverkennbar wird (siehe Abb. 19, 20, 21 u. 22), dabei nimmt das Fettpolster der Augenhöhlen, das der Wangen oberhalb und unterhalb des Jochbogens immer mehr ab, so daß dort Einbuchtungen entstehen (vgl. Abb. 21 u. 22). Dagegen reichert sich das Fett am Nacken, der ja im heranwachsenden Alter verhältnismäßig mager ist, an. Dort kann es zu Speckwülsten kommen.

Auch am Rumpfe kommt es nach Abschluß des Skelettwachstumes zur Vermehrung des Fettpolsters. Vor allem beim Weibe! Die Brüste werden voller, das Fett nimmt namentlich auch unter den Hüften zu, so daß schon aus der „Figur" ohne Berücksichtigung des Gesichtes ein Schluß auf das Lebensalter gezogen werden kann. Immer mehr und mehr sammelt sich das Fettgewebe in den Bauchdecken an (vgl. Abb. 23). Dort nimmt das Fettpolster häufig so zu, daß es zu Wulstbildungen kommt. Diese Fettanreicherung an den Bauchdecken und an den Hüften kann groteske Formen annehmen; sie bleibt in den späteren Jahrzehnten auch dann erhalten, wenn das Fett an den Schläfen, an den Händen, Armen und an den Unterschenkeln allmählich schwindet (vgl. Abb. 24).

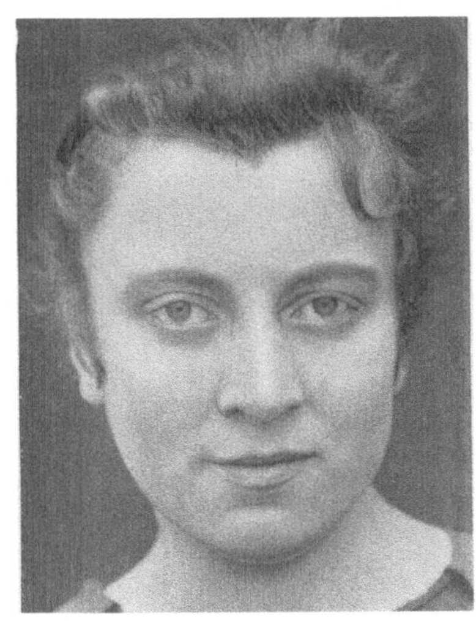

Abb. 26. Völlig faltenfreie Haut eines zwanzigjährigen Mädchens.

Das Alter geht also nicht nur mit einer „Verschiebung" und mit einer Zunahme, sondern in den späteren Jahren auch mit einer Abnahme des Fettpolsters einher. Diese Abnahme kann im hohen Alter auch dann, wenn die Betroffenen ganz gesund bleiben, recht beträchtlich sein, so daß das Körpergewicht um 20 und 30 und noch mehr Pfund abnimmt (vgl. Abb. 7 u. 25).

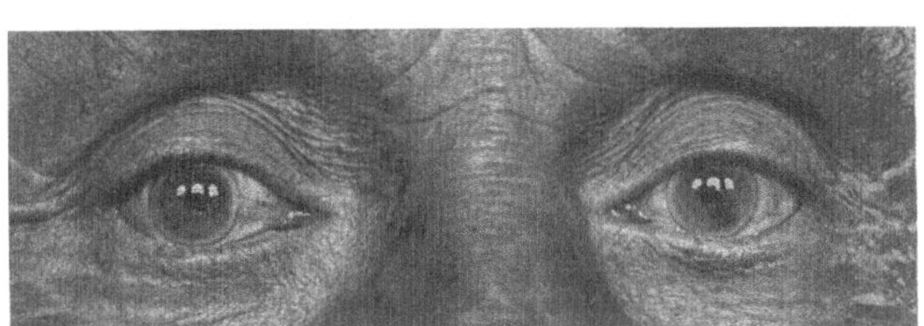

Abb. 27. Beginnende Fältchenbildung oberhalb und unterhalb der Augen (Mann von 33 Jahren).

Bei der Schätzung des Lebensalters leistet uns somit die Art der Fettpolsterverteilung große Dienste. Freilich kommt es uns vielfach nicht klar zum Bewußtsein, daß wir eben aus dem Schwund des Fettes an den seitlichen Wangenpartien oder aus einer Andeutung der Doppelkinnbildung oder einem feisten Nacken oder einem Bäuchlein unsere Schlüsse ziehen.

Neben der ganz verschiedenen Verteilung des Unterhautfettgewebes in den verschiedenen Altersperioden liefern uns aber auch die

Veränderungen in der Haut

selbst wertvolle Dienste bei der Schätzung des Lebensalters.

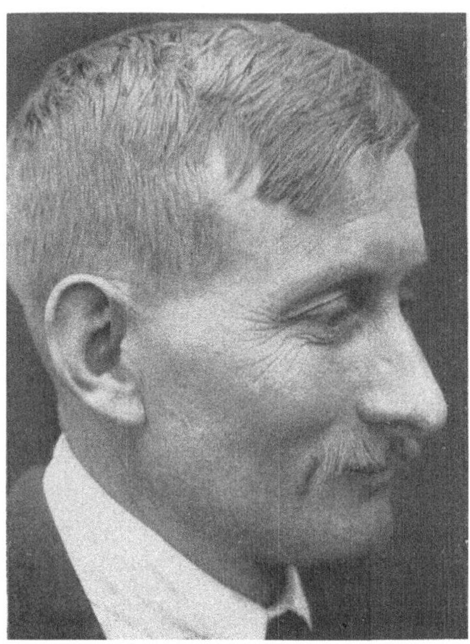

Abb. 28. „Krähenfüße", d. h. zum äußeren Augenwinkel zusammenlaufende Hautfältchen, kleine Falten unter den Augen und am Ohr, Schwund der Haare an den Ecken der Stirn, Fleischigwerden der Nase zeigen an, daß die dreißig. Jahre begonnen. (32 jähr. Mann.)

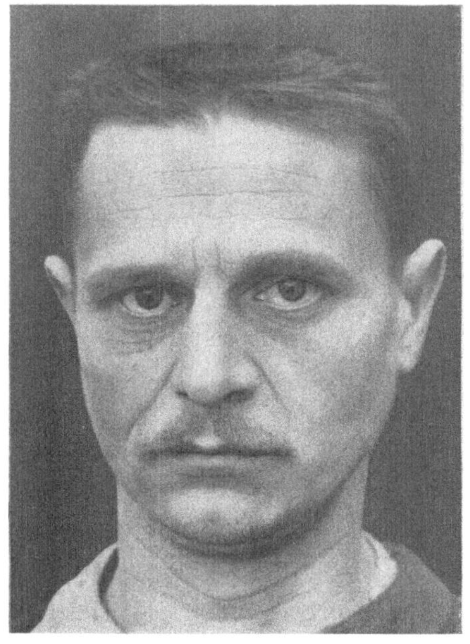

Abb. 29. Tiefe Nasenmundfalten (Nasolabialfalten), beginnende senkrechte Falten an der Nasenwurzel. Leichte Querfalten der Stirne, Andeutung eines Doppelkinnes lassen auf Mitte der dreißiger Jahre schließen. (Mann von 36 Jahren.)

Die Haut eines Kindes ist viel zarter und elastischer als die eines zwanzigjährigen Menschen. Man vergleiche nur die Haut des Handrückens eines zweijährigen Kindes mit der Haut eines Mädchens in den zwanziger Jahren.

In der Mitte dieses Jahrzehntes kommt es zur zarten Längsfaltenbildung an den oberen und unteren Augenlidern (vgl. Abb. 27). Früher vorhandene Grübchen in den Wangen verlieren sich. Gegen Ende der Zwanziger oder Anfang der Dreißiger stellen sich die ominösen „Krähenfüße", die feinen Fältchen, die von den Schläfen nach dem äußeren Augenwinkel

Berichtigung.

Abbildung 27 auf Seite 17 ist mit Abbildung 55 auf Seite 31 beim Druck verwechselt worden. Die Beschriftung dieser Abbildung steht an richtiger Stelle.

zusammenlaufen, ein und verraten, daß die erste Jugend vorüber ist (vgl. Abb. 28). Um diese Zeit bilden sich auch häufig horizontale Stirnfurchen oder tiefe Nasolabialfalten aus. Durch solche scharfe Linien werden in den dreißiger Jahren die Gesichtszüge ausgesprochener und herber (vgl. Abb. 29).

Daß die Elastizität der Haut mit den vierziger Jahren noch weiter abnimmt, das beweist die Zunahme der Falten in der Umgebung des Auges und an der Nasenwurzel (vgl. Abb. 30). Im fünften Jahrzehnt beschränkt sich aber die Fältchenbildung nicht auf die Umgebung der Augen und auf die Stirnrunzeln. Nun äußert sich die zunehmende Schlaffheit der Haut auch in Faltenbildung am Hals. Bei fettreichen Leuten kommt es zum Doppelkinn, bei fettärmeren wird die Haut des Halses zu „weit“.

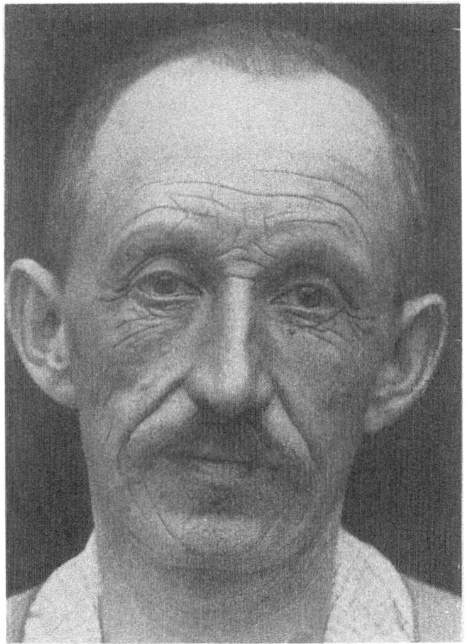

Abb. 30. Tiefe Nasen-Mundfalten, tiefe Falten an der Nasenwurzel und an der Stirne, Überkreuzung der Falten an der Nasenwurzel und Falten unter den Augen und am Kinne zeigen an, daß die fünfziger Jahre schon überschritten sind. (Mann von 52 Jahren.)

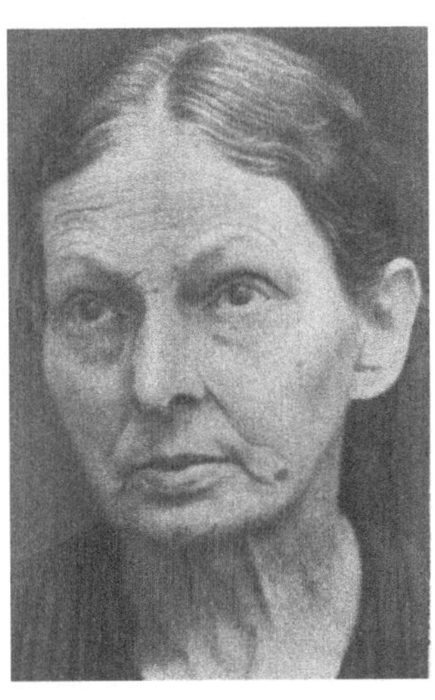

Abb. 31. Beginnende häutige Längsfalten, die vom Kinn zum Schlüsselbein ziehen, zeigen ebenso wie die schlaffe Haut des Gesichtes, daß die Fünfziger überschritten sind.

Große häutige Längsfalten, die vom unteren Kinn nach dem Schlüsselbein ziehen, zeigen uns an, daß das 50. Jahr schon überschritten ist (vgl. Abb. 31, 32 u. 33).

In den sechziger Jahren entwickeln sich, vorzüglich bei Leuten, die sich viel im Freien aufhalten, tiefe Furchen im Nacken, die sich kreuzen und so rautenförmige Felder abgrenzen (s. Abb. 34 u. Abb. 40 auf Seite 24). Auch an der Seite des Halses treten im sechsten Jahrzehnt namentlich bei Leuten, die viel im Freien sind, tiefe, steife Falten auf (s. Abb. 35). Nun vermehren sich auch im Gesicht die kleinen Fältchen, dadurch wird das Gesicht „runzlig" (vgl. Abb. 32, 33 u. 66). Die Stirnfalten überschneiden sich (s. Abb. 36 u. 37) und zu den eingefallenen Lippen des zahnlosen Mundes ziehen im 8. Jahrzehnt von allen Seiten radiär gestellte Fältchen (vgl. Abb. 33) und geben so dem Munde und damit dem Gesichte einen ausgesprochen greisenhaften Ausdruck.

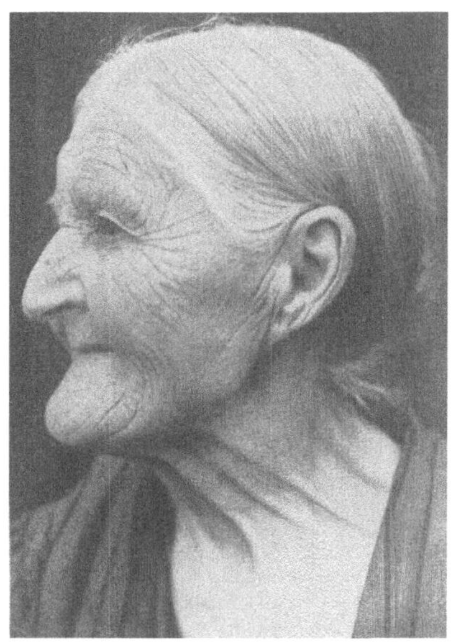

Abb. 32. Falten, die vom Kinn nach dem Schlüsselbein ziehen. Solche treten meist erst bei Leuten, die über 50 Jahre sind, auf. Daß es sich bei diesem Bilde um eine Frau von sehr hohem Alter (84 Jahre) handelt, ist aus den zahlreichen Falten des Gesichtes aus dem eingefallenen Munde, den eingesunkenen Augen und den welken Ohren zu schließen.

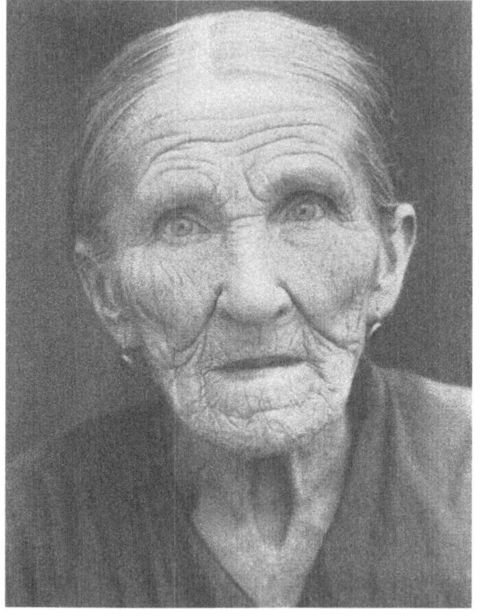

Abb. 33. Häutige Längsfalten, die von der Gegend des Kinnes nach dem Schlüsselbein ziehen. Die zahlreichen kleinen und großen Falten des Gesichtes, die radiär nach dem Munde strahlenden Fältchen, das Einsinken der Augen, die engen Pupillen lassen ein hohes Alter vermuten. (Frau von 85 Jahren aus dem Ehehaltenhaus in Würzburg.)

Die Faltenbildung im Gesicht verläuft nun aber durchaus nicht bei allen Menschen gleichmäßig und damit gesetzmäßig.

Bei dem einen kommt es in den dreißiger Jahren zu wenigen, aber tiefen Falten und diese können dem Gesicht den Ausdruck der tatkräftigen Männlichkeit oder wenn die Mundwinkel hängen, den Ausdruck des verbrauchten Menschen oder des Grames geben.

Veranlagung, Vererbung und Rasse spielen auch bei der Faltenbildung im Gesicht eine Rolle. So berückend schön die jungen Levantinerinnen vom 12. bis zum 18. Lebensjahr sind, so rasch altern sie und schon mit 40 Jahren haben sie eine von Runzeln durchzogene Gesichtshaut und können den greisenhaften Eindruck auch durch reichlich Puder und Schminke nicht verwischen.

Sicher spielen aber auch atmosphärische Einflüsse bei der Faltenbildung im Gesicht eine Rolle. Sprechen wir doch von einem „verwitterten" Gesicht. Wenn die Haut der Hände und die des Gesichtes so sehr viel

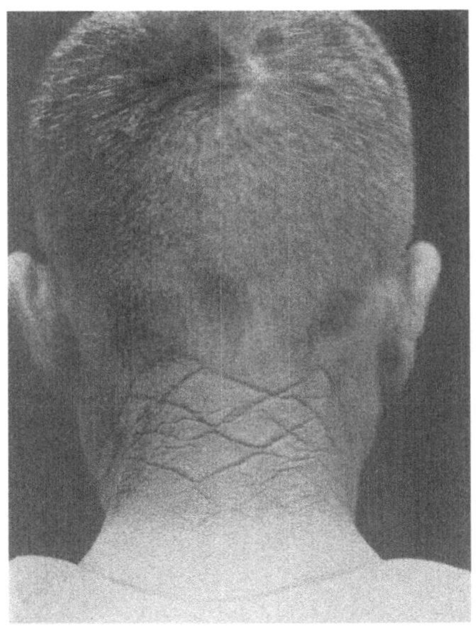

Abb. 34. Mann von 59 Jahren mit rautenförmig sich überschneidenden Falten im Nacken. Solche Falten sind erst im Alter von über 50 Jahren und nur bei Männern festzustellen.

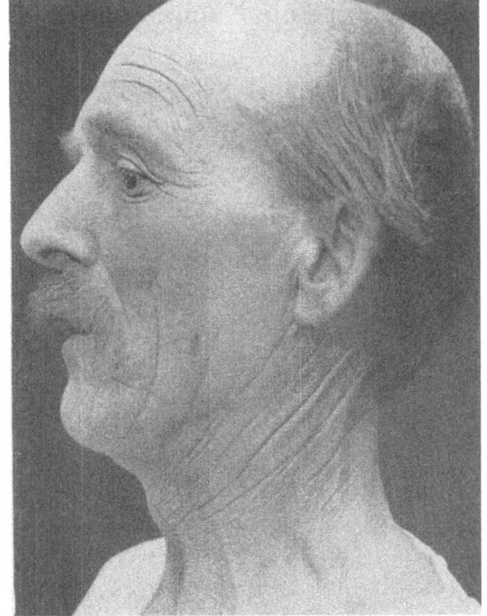

Abb. 35. Tiefe, steife Falten, die von hinten oben am Nacken nach vorne unten am Halse ziehen.

bälder und so sehr viel mehr in ihrer Elastizität leidet als die des Rumpfes oder der Oberarme oder der unteren Extremitäten, so ist die Ursache eben darin zu suchen, daß Hand und Gesicht allen Unbilden der Witterung ungeschützt ausgesetzt sind (vgl. Abb. 37 u. 38). Wir finden auch wirklich bei Leuten, die viel in frischer Luft sind, wie bei Bauern und bei Seefahrern frühere und stärkere Fältchenbildung im Gesicht als bei Stubensitzern. So müssen wir also bei der Schätzung des Lebensalters aus dem Nachlaß der Spannung der Haut auch den Beruf des zu Schätzenden berücksichtigen.

Aber nicht nur die Faltenbildung, auch die **Farbe der Gesichtshaut** kommt für die Schätzung des Alters in Betracht. Der Teint des jungen Mädchens setzt sich aus „Milch und Blut" zusammen. Die dreißigjährige

Frau merkt zu ihrem Schrecken, daß da und dort im Gesicht, hauptsächlich an der Oberlippe und an den Schläfen und nahe der Haargrenze gelbe Flecken auftreten. Die rosige Farbe der jugendlichen Wangen weicht dunkleren Farbentönen. Das Rot der Lippen ist nicht mehr so frisch, es wird etwas Blau hineingemischt. Je älter der Mensch wird, um so mehr lagert sich in der Haut bräunliches Pigment ab, und so erhält die Greisenhaut einen ausgesprochen gelb-bräunlichen Ton. Nun kommt es auch zu gelblichen Pigmentflecken am Handrücken (s. Abb. 39) und zu braunen Alterswarzen am Rumpf (vgl. Abb. 40).

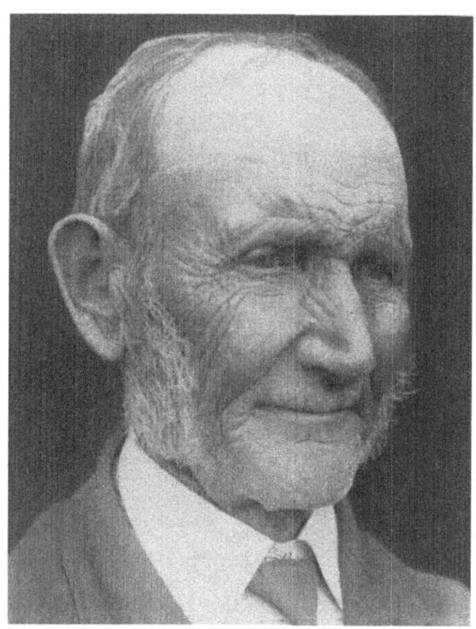

Abb. 36. Zahlreiche tiefe, sich überkreuzende Falten um das Auge und an der Nasenwurzel, Einsinken der Augen und des Mundes, schlaffe Hautfalten am Hals, Stirnglatze, Grauwerden der Haare künden ein hohes Alter an. (71 jähriger Mann.)

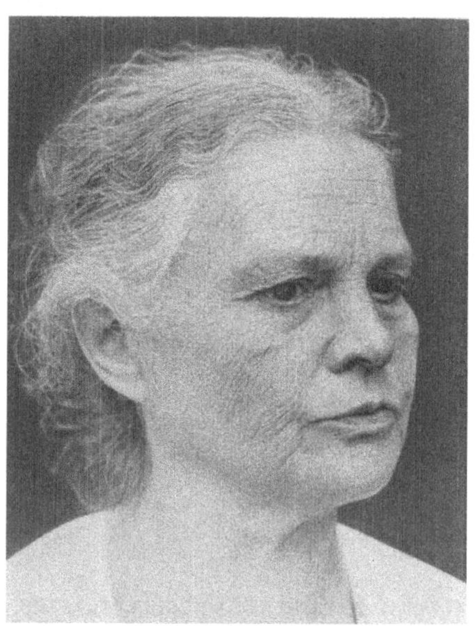

Abb. 37. Die große Zahl kleinster Fältchen im Gesicht, die sich an der Stirn schon überkreuzen, ist bei der 54 jährigen Schiffersfrau durch den ständigen Aufenthalt an frischer Luft verursacht. Der Hals, d. von d. Sonnenbestrahlung durch Tücher geschützt war, weist glatte Haut auf.

In den vierziger Jahren stellen sich meist kleine, sternförmige Venenerweiterungen an den Nasenflügeln und an den Wangen ein (vgl. Abb. 41). Dort werden auch die Öffnungen der Hautporen tiefer und gröber (s. Abb. 42) und auch dadurch wird mit dem zunehmenden Alter die Farbe der früher glatten und elastischen Haut verändert. Die Nase bietet besonders tiefe Poren (vgl. Abb. 20), und diese sind vielfach durch schmutzigen Talg angefüllt. Die Haut der Nase wird röter, ja manchmal kupfern.

Kurz: mehr wohl, als uns zum Bewußtsein kommt, wird uns die **Farbe** der Haut bei der Schätzung beeinflussen.

Recht brauchbare Anhaltspunkte für die Beurteilung des Lebensalters können uns unter Umständen Erzeugnisse der Haut, nämlich die

Haare

geben.

Beim Säugling wird das seidenfeine Lanugowollhaar allmählich durch die kräftigeren Haupthaare ersetzt. Aus der Länge dieser Haare können wir auf das Alter des Kindes schließen.

Mit dem 13. oder 14. Jahr, mit der beginnenden Geschlechtsreife, kommt es zum Wachstum der kräftigen Haare am Schamhügel

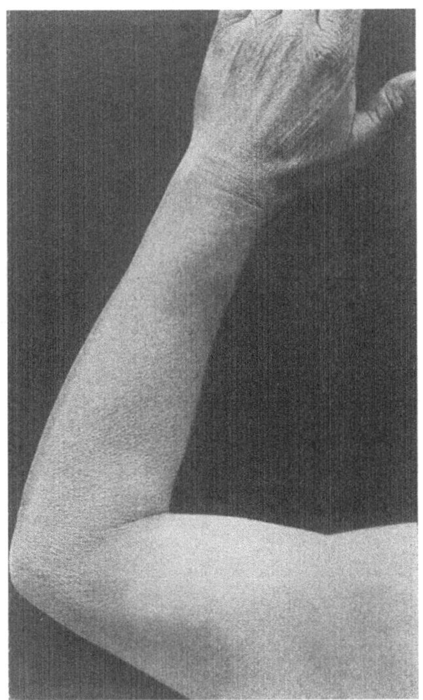

Abb. 38. Unter den Witterungseinflüssen hat die Haut des bloß getragenen Vorderarmes viel mehr an Elastizität verloren, ist also stärker gerunzelt als die Haut des Oberarms. (Mainschiffersfrau von 54 Jahren.)

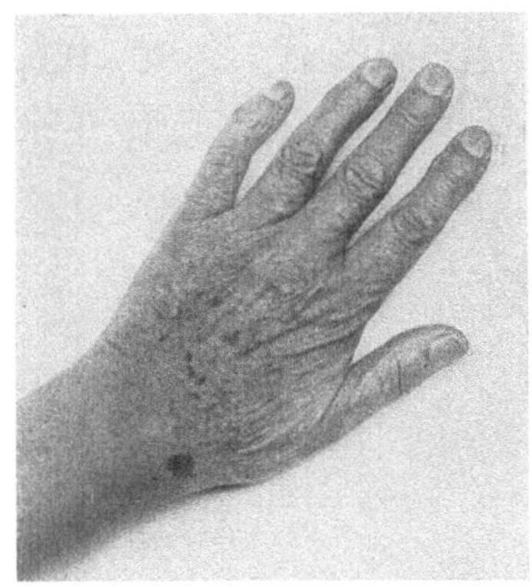

Abb. 39. Bräunliche Pigmentflecken in der Haut des Handrückens eines Greises. (70 Jahre.)

(vgl. Abb. 74 auf S. 38), später entwickeln sich auch die Haare der Achselhöhle und mit dem 18. und 20. Jahre sprossen beim Manne die ersten flaumigen Barthaare. Diese werden an der Oberlippe allmählich kräftiger und reichlicher und erst später, in der zweiten Hälfte der zwanziger Jahre, entwickelt sich der kräftigere Backenbart. Bis in die dreißiger Jahre nimmt der Bart an Dichte und Stärke zu (vgl. Abb. 43). In dieser Zeit kommt es bei Männern oft auch noch zur Behaarung an der Brust (s. Abb. 44 auf S. 26), am Handrücken und an den Vorderarmen.

Freilich genau auf das Jahr erlaubt uns auch der als sekundäres Geschlechtsmerkmal sich entwickelnde Haarwuchs die Altersbestimmung nicht. Gerade bei der Geschlechtsreife spielen nicht nur der Breitegrad und die Rasse und die Veranlagung, sondern auch soziale Faktoren eine Rolle.

An keinem Teil des Körpers tritt nun die regressive Metamorphose, die sich mit dem Alter einstellt, so augenfällig zutage wie an den Haaren. So ist es verständlich, daß von den Laien gerade der Zustand der Haare zur Schätzung des Alters besonders verwertet wird.

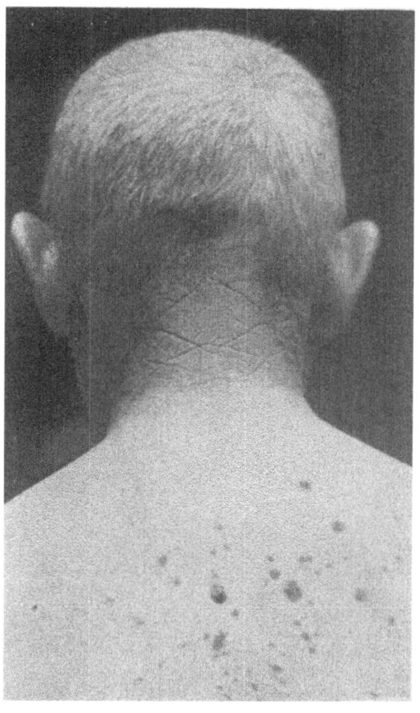

Abb. 40. Braune Alterswarzen am Rücken (Naevi seniles) bei einem 63jähr. Manne. Man beachte die tiefen, rautenförmigen Furchen am Nacken.

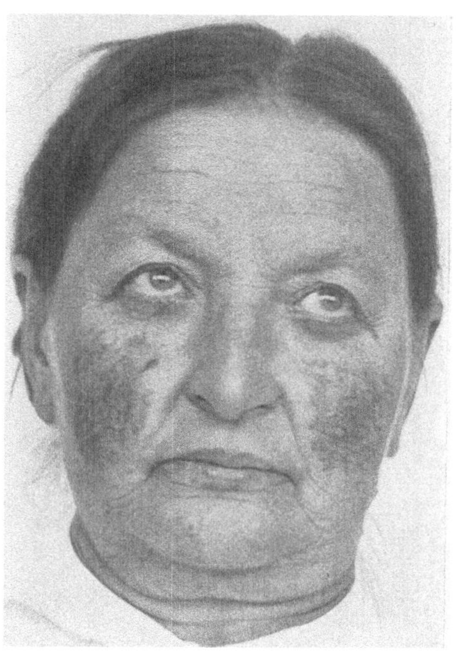

Abb. 41. Erweiterung der kleinen Hautvene der Wangen bei einer 63jährigen Frau. Die schlaffen Doppelkinnfalten lassen ein Alter von über 60 Jahren vermuten.

Der Pigmentschwund des Haares stellt sich an vereinzelten Haaren für gewöhnlich mit dem Anfang der vierziger Jahre ein. Mit den fünfziger Jahren werden die weißen Haare meist schon zu zahlreich, um durch Herausreißen alle entfernt werden zu können. In den sechziger Jahren bleicht das Haar so sehr, daß es im Beginn der siebziger meist ganz weiß ist.

Der Pigmentverlust der Haare geht aber durchaus nicht mit den Jahren parallel.

Wer wüßte nicht aus seinem Bekanntenkreise Fälle anzuführen, bei denen schon Ende der zwanziger oder in den dreißiger Jahren starkes

Ergrauen festzustellen war (vgl. Abb. 46), und umgekehrt Leute zu nennen, die bis ins hohe Alter die Farbe ihrer Haare behielten (vgl. Abb. 47).

Also ein verlässiges Zeichen für die Altersschätzung besitzen wir in der Abnahme des Pigmentgehaltes der Haare nicht.

Unbestritten ist es, daß auch hier Veranlagung eine Rolle spielt, daß aber auch große Sorgen und schwere seelische Erschütterungen und schwere Krankheiten das Haar bleichen können. Auch bei Tieren kann sich mit dem Alter ein Pigmentverlust der Haare einstellen, dafür mag Ihnen das Bild eines alten Dackels den Beweis liefern (vgl. Abb. 45).

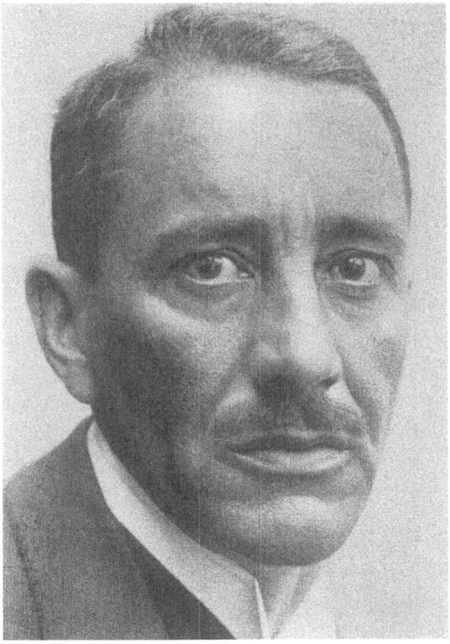

Abb. 42. Große tiefe Poren in der Wangenhaut. Starke Nasen-Mundfalte (nasolabiale Falte) bei einem Fünfzigjährigen.

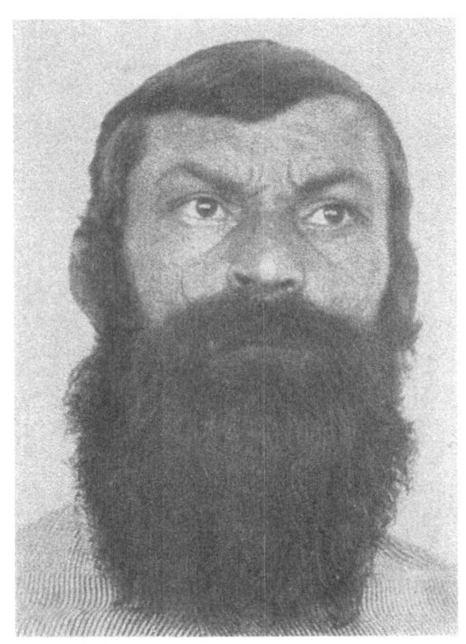

Abb. 43. 39jähriger Mann. So dichter und so kräftiger Bartwuchs entwickelt sich erst Mitte der dreißiger Jahre.

Auch bei Tieren fängt das Grauwerden meist in den Partien um den Mund herum an.

Noch weniger als aus dem Schwund des Haarfarbstoffes sind aus dem Schwund der Kopfhaare selbst bindende Schlüsse auf das Lebensalter zu ziehen.

Ein 35jähriger Mann mit einer Glatze ist eine ebensowenig seltene Erscheinung wie ein 60jähriger mit vollem Kopfhaar (vgl. Abb. 48 mit Abb. 19).

Freilich die Stärke des einzelnen Haares und die Dichte und Länge der Haare nehmen mit dem Alter ganz regelmäßig und ganz gesetz-

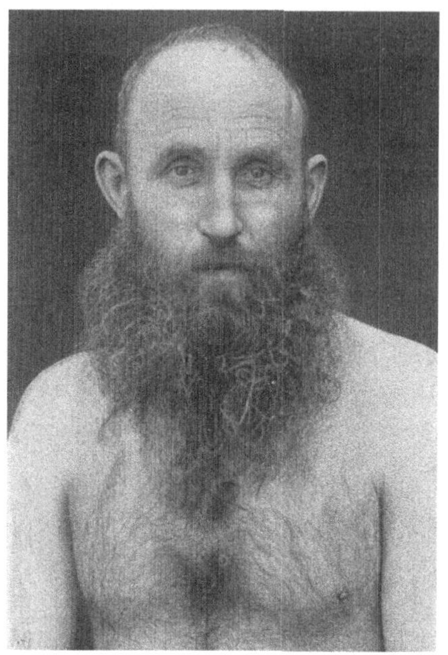

Abb. 44. Der starke Bartwuchs, die starke Entwicklung der Brusthaare, das Schwinden der Haare über der Stirn lassen das Alter des abgebildeten Mannes auf Ende der dreißiger Jahre schätzen.

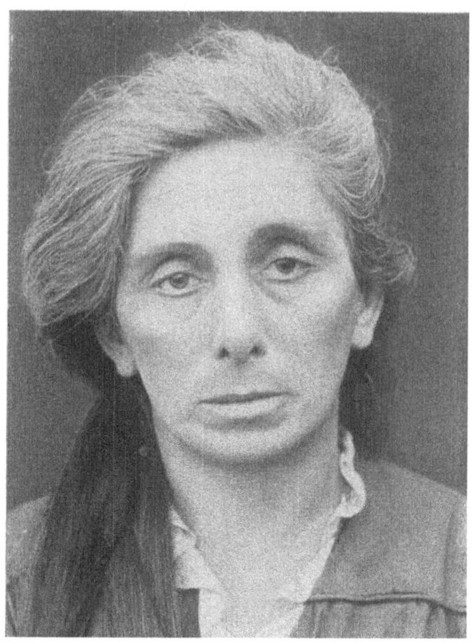

Abb. 46. Frau mit 39 Jahren, deren Vorderhauptshaare in den letzten Jahren weiß geworden, während die Hinterhauptshaare dunkel geblieben. Die Patientin hatte wegen langwieriger, schwerer Kopfschmerzen den ärztlichen Rat nachgesucht.

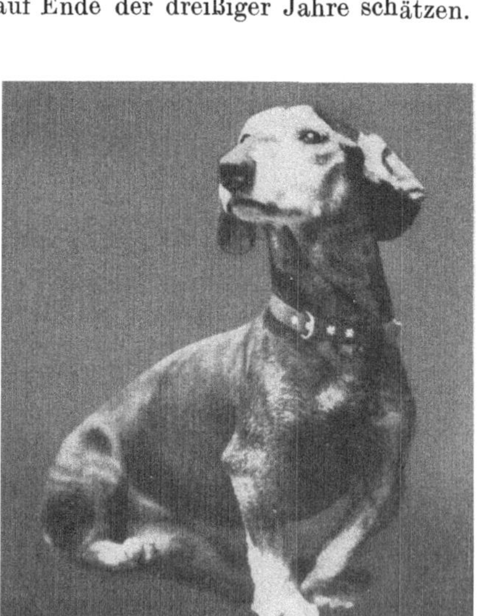

Abb. 45. 15 Jahre alter Dackel, dessen Vorderpfoten- und Schnauzenbehaarung mit dem Alter weißgrau geworden. (Farbe früher dunkelbraun[1]).)

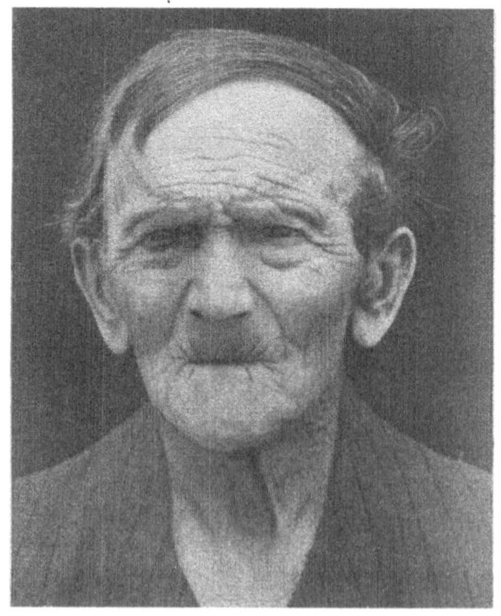

Abb. 47. 85jähr. Insasse des Würzburger Ehehaltenhauses, mit dunklen Haaren. Der eingefallene Greisenmund mit der radiären Fältelung, die langen Hautfalten, die vom Kinn zum Schlüsselbein ziehen, die eingesunkenen kleinen Augen und die großen, welken Ohren lassen trotz des dunklen Kopfhaares ein hohes Alter vermuten.

[1]) Herrn Dr. S. Öttinger - Kitzingen bin ich für die Überlassung des Bildes seines Hundes zu Danke verpflichtet.

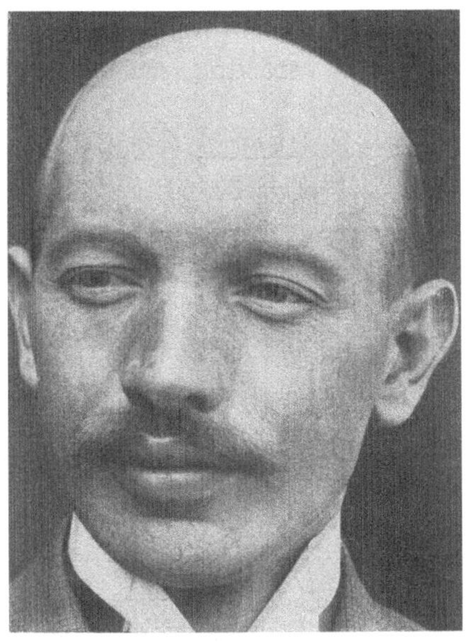

Abb. 48. Schwund der Kopfhaare. Da die Haut des Gesichtes abgesehen von beginnenden Krähenfüßen faltenlos ist, darf das Alter nicht über 35 Jahre geschätzt werden. (Mann von 31 Jahren.)

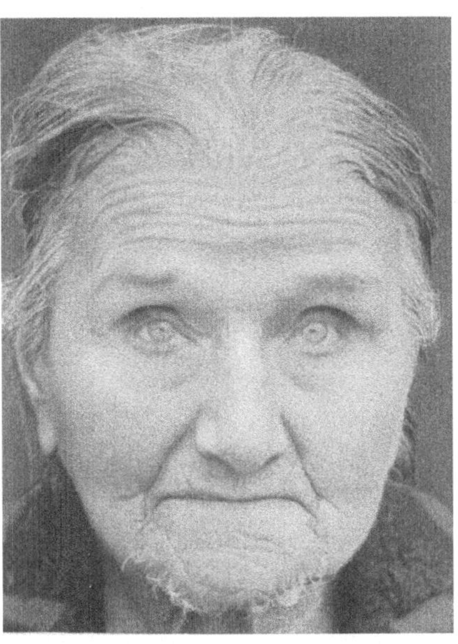

Abb. 49. Kinnbartbildung bei der alternden Frau (Altweiberbart). Die engen Pupillen, die eingesunkenen Augen, der faltige Greisenmund zeigen ein hohes Alter an. (Frau von 75 Jahren.)

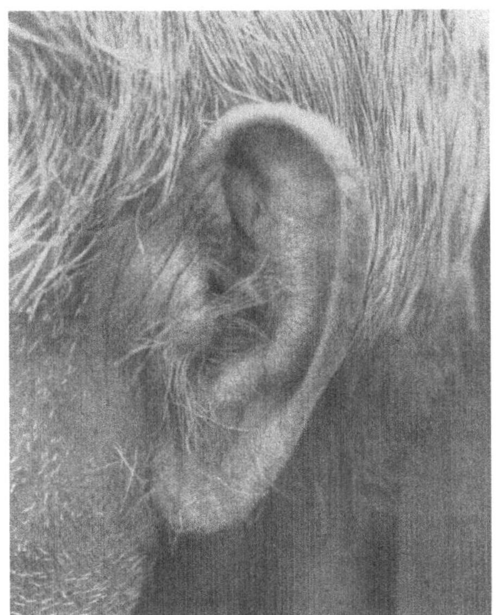

Abb. 50. Starke Haarentwicklung am äußeren Gehörgang eines 78jährigen Mannes.

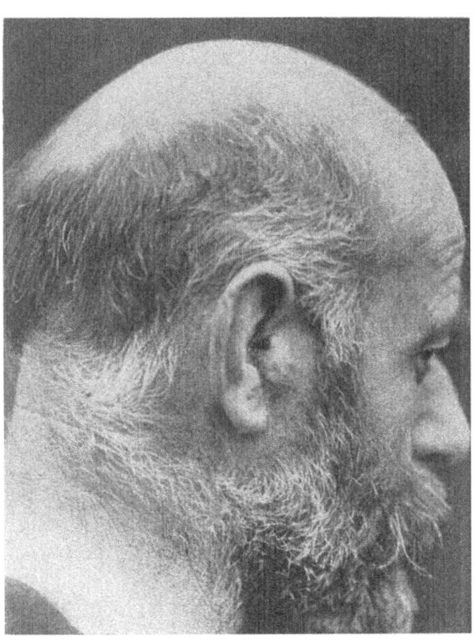

Abb. 51. Unscharfe Abgrenzung der Hinterhauptshaare gegen den Nacken. Übergang der Barthaare in die Nackenhaare. Schwund der Vorderhauptshaare.

mäßig ab, eine Alterserscheinung, die viele Frauen durch Aufstecken von reichlichem und längerem falschen Haar zu verdecken suchen (vgl. Abb. 15).

Ebenso verliert das Haar mit dem zunehmenden Alter, freilich auch bei schweren Krankheiten, stets seinen Glanz und seine Dichte.

Mit dem Alter kommt es aber nicht nur zum Schwund der Haare. An manchen Stellen, bei Frauen am Kinn, bei Männern im äußeren Gehörgang und am Nacken entwickeln sich erst in den späteren Jahrzehnten kräftige, struppige Haare, deren Nachwachsen auch durch häufiges Herausreißen (Epilation) nur schwer verhindert werden kann. Der Altweiberbart und die „Borsten", die aus dem Ohre des älteren Mannes wachsen, sind uns ein Zeichen dafür, daß das fünfte Jahrzehnt überschritten ist (vgl. Abb. 49 u. 50). Durch reichliche Haarbildung am Nacken wird die Grenze des Haares nach dem Halse zu weniger scharf als sie das in den jugendlichen Jahren gewesen ist (vgl. Abb. 51 auf S. 27 mit nebenstehender Abb. 52).

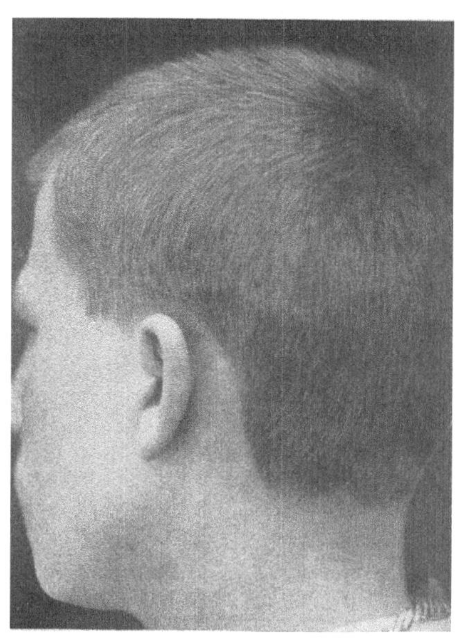

Abb. 52. Scharfe Haargrenze im Nacken bei einem 17jährig. jungen Mann. Man beachte das kleine, völlig haarfreie Ohr.

Die wertvollsten und die sichersten Zeichen für die Beurteilung des Lebensalters kann man wohl am

Auge

finden.

Schon früher habe ich darauf hingewiesen, daß an den Augenlidern und an den Augenwinkeln die ersten Fältchen im Gesicht auftreten und daß diese mit den Jahren immer reichlicher und tiefer werden. Ja, die Falten unter den Augen können hängende Säckchen werden, die dem Gesicht einen alten „verlebten" Ausdruck geben (Abb. 53).

Aber nicht nur die Umgebung des Auges, auch das Auge selbst liefert uns unverkennbare Zeichen des zunehmenden Alters.

So wird die beim Kinde so weite und so lebhaft spielende Pupille mit den Jahren immer enger, um schließlich in die kaum stecknadelkopfgroße Greisenpupille überzugehen, die auf Lichtreize kaum, auf psychische Reize nicht mehr anspricht (vgl. die engen Pupillen auf Abb. 49).

Das jugendliche „Feuer der Augen", das wohl auf die Lebhaftigkeit der Bewegungen weit offener, feuchtglänzender Augen mit großen Pupillen zurückzuführen ist, weicht später dem milden Blicke des gesetzten Alters und schließlich den „müden Augen" des Greises. Dann kommt es auch zum Hängen der Lider, zur Altersptosis, zum Schwund des Augenhöhlenfettes und damit zum Einsinken der Bulbi und zur chronischen Alterskonjunktivitis, dem Ektropium, dem Umbiegen der Lider und damit zu den „Triefaugen" der Alten.

Die durch die Bindehaut durchscheinende Lederhaut, die Sklera, verliert mit dem Alter ihre glänzend weiße Farbe. Der gelbliche Ton wird aber auch noch durch Fetteinlagerung in die Konjunktiva vermehrt.

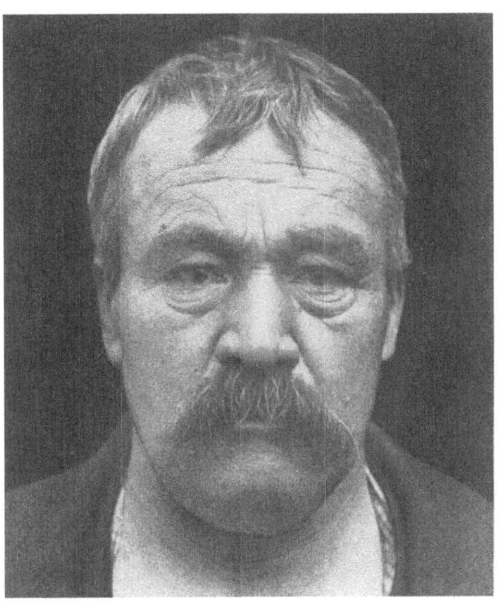

Abb. 53. Säckchen unter den Augen bei einem 55jährigen Manne.

Die Pupille ist in den späteren Dezennien nicht nur enger, sondern auch nicht mehr so tief schwarz wie in der Jugend. Sie hat fast immer einen Stich ins Graue, und das ist auf die zunehmende Trübung der Linse zurückzuführen, die in der großen Mehrzahl der Fälle (72%) mit dem Alter sich einstellt[1]).

Aber auch an der Hornhaut kommt es mit dem Alter zu Veränderungen. Diese verliert ihre spiegelnde Glätte und damit ihren Glanz. Mit den sechziger Jahren entsteht meist am Rande eine milchige Trübung der sonst wasserklaren Kornea, die für das Alter charakteristisch ist und als Greisenbogen, als Arcus senilis[2]) bezeichnet wird (s. Abb. 55 u. 56 auf S. 31).

Wohl die beste Möglichkeit, das Lebensalter des Menschen im wahren Sinne des Wortes zu „bestimmen", liefert eine Prüfung der Augen auf ihre Anpassungsfähigkeit zum Nahsehen, auf ihre „Akkommodationsfähigkeit".

---

[1]) H. Bootz: Altersstar und Seneszenz. Inaug.-Diss. Würzburg 1919.

[2]) Bei manchen Menschen, hauptsächlich solchen, die vorzeitig verbraucht sind, und solchen, die an Arteriosklerose leiden, kommt es schon im fünften und vierten Jahrzehnt, ja manchmal sogar im dritten Jahrzehnt schon zum Arcus senilis corneae. Vgl. Abb. 55 mit Abb. 56 auf S. 31.

Zu einer solchen Untersuchung gehören freilich Persönlichkeiten, die brauchbare Angaben machen können und — geschulte Augenärzte!

Bei diesen Untersuchungen hat sich nun gezeigt, daß schon von den ersten Jugendjahren ab, in denen eine genaue Messung möglich ist, der Nahepunkt, in welchem noch scharf gesehen wird, immer weiter hinausrückt. Also schon vor dem Eintritt der Pubertät läßt sich eine mit den Jahren gleichmäßig fortschreitende Abnahme der Elastizität der Linse — und auf eine solche ist das Hinausrücken des Nahepunktes zurückzuführen — feststellen.

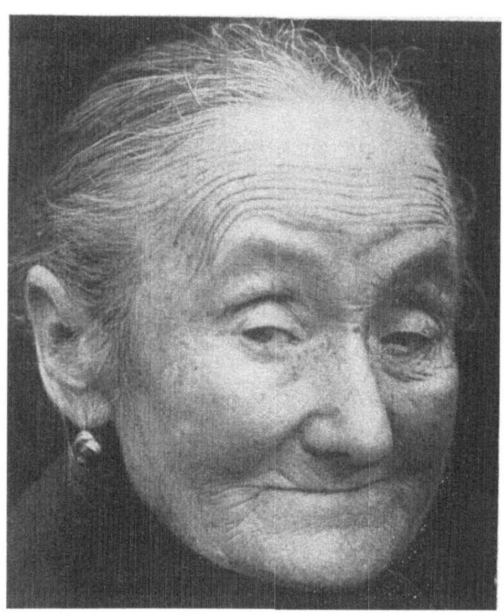

Abb. 54. Hängende Augenlider (Altersptosis). Um die Lider etwas zu heben, muß die Stirne stark gerunzelt werden. Die Augen sind eingesunken. Die „müden alten" Augen, die dünne Faltenhaut auf der Stirn, der eingefallene Mund lassen das Alter bei dieser Frau um 10 Jahre höher schätzen als es wirklich ist. (62jährige Frau.)

Allerdings kommt sie uns erst sehr viel später, etwa in der Mitte der vierziger Jahre störend zum Bewußtsein, wenn wir wegen des Hinausrückens des Nahepunktes die Gegenstände, die wir scharf sehen wollen, weit weghalten müssen oder uns zum Sehen in der Nähe einer Brille bedienen müssen.

Das Hinausrücken des Nahepunktes geht, wie Ihnen die Tabelle (S. 31) zeigen mag, ganz gleichmäßig mit den Jahren vor sich. Es wird durch Refraktionsanomalien nicht beeinträchtigt.

Wenn manche Leute bis ins hohe Alter hinein zum Sehen in die Nähe keine Brille brauchen, so ist das nicht auf ein Ausbleiben der „Alterssichtigkeit", sondern auf eine vorher bestehende Kurzsichtigkeit zurückzuführen, bei der eben der Nahepunkt näher liegt als beim Normalsichtigen.

So ist tatsächlich die Bestimmung der Akkommodationsbreite von den frühen Jugendjahren ab das beste Mittel zur zahlenmäßigen Feststellung des Lebensalters; freilich nur bis zum 60. Jahre, nur bis zu dem Alter, in dem die Linse ihre Elastizität völlig verloren hat. Nach diesem Zeitpunkt setzen aber die übrigen regressiven Erscheinungen am Auge so deutlich ein, daß man an diesen gute Stützpunkte für die Beurteilung des höheren Alters hat.

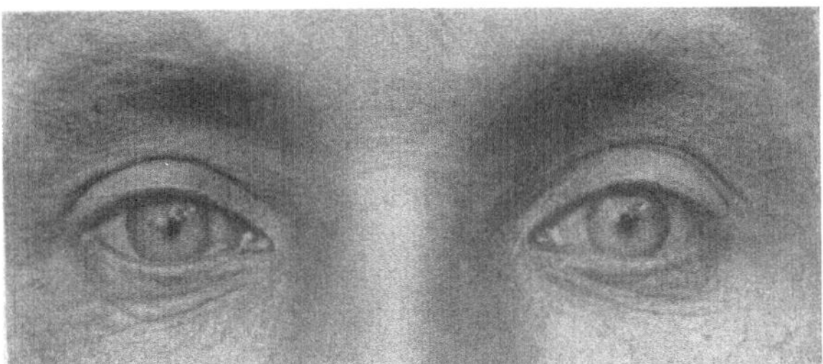

Abb. 55. Greisenbogen (Arcus senilis) bei einem 62jährigen Manne. Die äußeren Partien der Hornhaut sind weißlich getrübt, dadurch entsteht ein grauweißer Ring. Die zahlreichen kleinen Fältchen an den inneren Partien der oberen Augenlider sprechen für ein Alter über 60 Jahre.

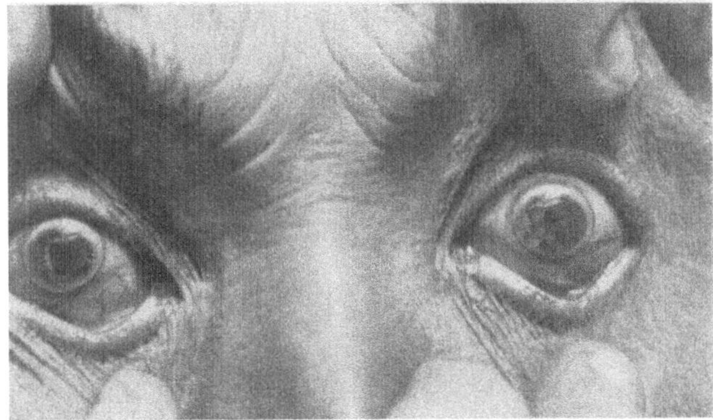

Abb. 56. Starke Greisenbogen (Arcus senilis) der Hornhaut bei einem 56jährigen Mann. Ein Vergleich mit Abb. 55 zeigt, daß die Veränderungen am Rande der Hornhaut viel stärker sind als bei dem um 6 Jahre älteren Manne, bei dem freilich die kleinen Fältelungen um das Auge und an der Nasenwurzel mehr ausgebildet sind.

Akkommodationsbreite eines Normalsichtigen.

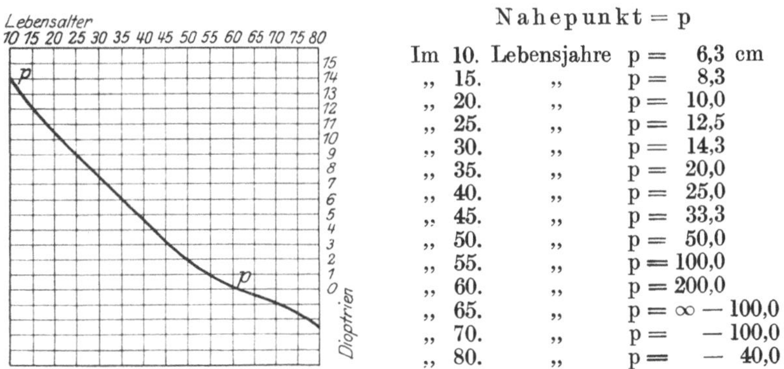

Nahepunkt = p

Im 10.	Lebensjahre	p =	6,3 cm
„ 15.	„	p =	8,3
„ 20.	„	p =	10,0
„ 25.	„	p =	12,5
„ 30.	„	p =	14,3
„ 35.	„	p =	20,0
„ 40.	„	p =	25,0
„ 45.	„	p =	33,3
„ 50.	„	p =	50,0
„ 55.	„	p =	100,0
„ 60.	„	p =	200,0
„ 65.	„	p =	∞ — 100,0
„ 70.	„	p =	— 100,0
„ 80.	„	p =	— 40,0

Abb. 57. Akkommodationsbreite eines Normalsichtigen. Aus dem Verlauf der Kurve ist zu entnehmen, daß die Akkommodationsbreite vom 10. bis zum 60. Jahre gleichmäßig abnimmt und aus der Tabelle ist zu ersehen, daß der Nahepunkt, auf den noch scharf eingestellt werden kann, in dieser Zeit gleichmäßig hinausrückt. (Aus C. Hess: Die Anomalien der Refraktion und Akkommodation des Auges. Gräfe - Saemisch, Handb. d. gesamt. Augenheilk. Bd. 8. 2. Abteil.)

Ähnlich nun wie der Nachlaß der Elastizität der Linse schon in früher Jugend beginnt, so läßt, wie neuerliche Untersuchungen ergeben haben, die **erstaunliche Feinhörigkeit** der Kinder für sehr hohe Töne schon im zweiten Jahrzehnt nach. Daß mit dem weiteren Altern auch eine weitere Abnahme des Hörvermögens für hohe Töne einhergeht, ist eine längst bekannte Tatsache. Nur ist diese Abnahme noch nicht so zahlenmäßig festgelegt, wie dies für den Elastizitätsverlust der Linse geschehen ist.

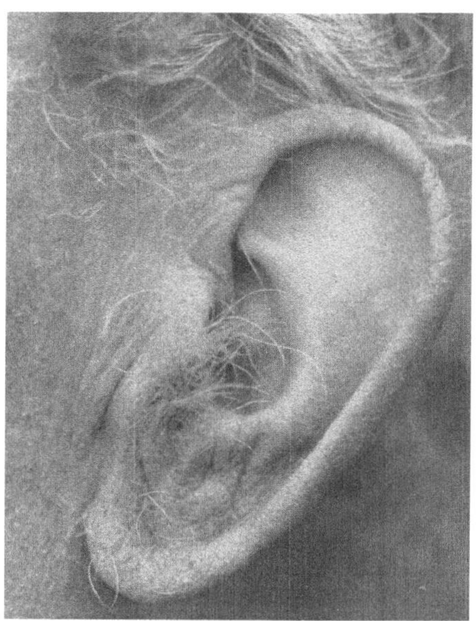

Abb. 58. Großes Ohr eines alten Mannes (83 Jahre) mit starker Haarentwicklung im äußeren Gehörgang und am Ohrläppchen. Welke Haut vor dem Ohr.

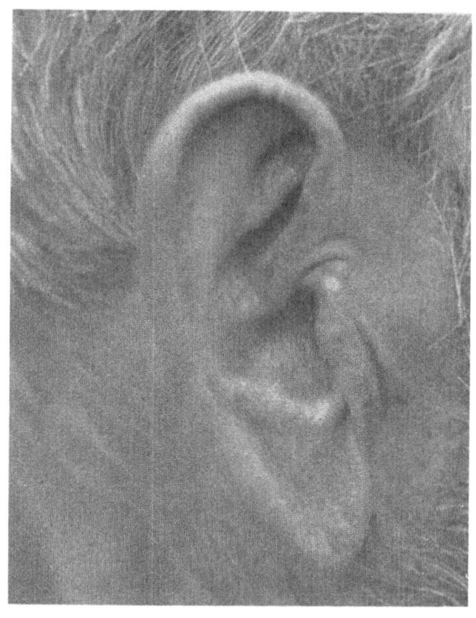

Abb. 59. Welkes, großes Ohr eines 71jährigen Mannes. Vergleiche das lange, schlaffe Ohrläppchen mit dem des jungen Mannes auf Abb. 51 und Abb. 60.

Aber auch die Gestaltung des

äußeren Ohres

liefert uns für die Schätzung des Alters wertvolle Dienste. Das kleine Ohr des Kindes wird mit den Jahren, vor allem bei Männern, immer größer, besonders das Ohrläppchen wird fleischiger (vgl. Abb. 50, 58 u. 59 mit 52 u. 60). Bei Männern kommt es auch nach dem Ende der vierziger Jahre zur Entwicklung von starken, borstigen Haaren, die aus dem inneren Gehörgang herauswachsen (s. Abb. 50 u. 58). Nie sah ich solche bei Leuten unter 45 Jahren.

Im höheren Alter wird die Haut der Ohrmuschel und des Ohrläppchens welk (s. Abb. 59). Der Knorpel ist nicht mehr so steif und fest, wie er das in früheren Jahrzehnten war (vgl. das welke, schlaffe, große Ohr auf Abb. 59 mit dem kleinen, steifen Ohr auf Abb. 60). Die Grenze des Haares hinter dem Ohr ist nicht mehr so scharf wie in der Jugend (vgl. Abb. 51 mit Abb. 52). Schließlich gehen die Haare am Nacken ohne Grenze in die seitlichen Bartpartien über. Die Haut vor und hinter dem Ohr zeigt dann charakteristische Faltenbildung. So liefert das Ohr und seine Umgebung für die Schätzung des Alters fast ebenso wertvolle Anhaltspunkte wie das Auge.

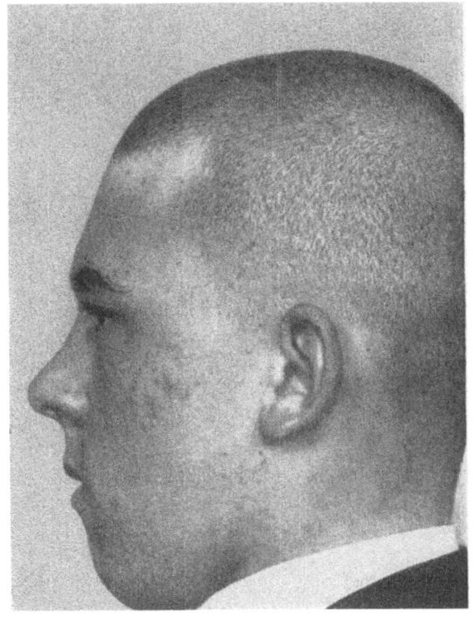

Abb. 60. Kleines, steifes Ohr mit kleinem Ohrläppchen. Die Jugend des Mannes (18 Jahre) ist auch aus der kleinen Nase, dem kleinen Mund u. dem völlig faltenlosen Gesicht zu erkennen.

Auch der

Mund

bietet uns wertvolle Anhaltspunkte für die Schätzung des Lebensalters. Der kleine, rosige Mund des Kindes (vgl. Abb. 61) wird mit der Geschlechtsreife

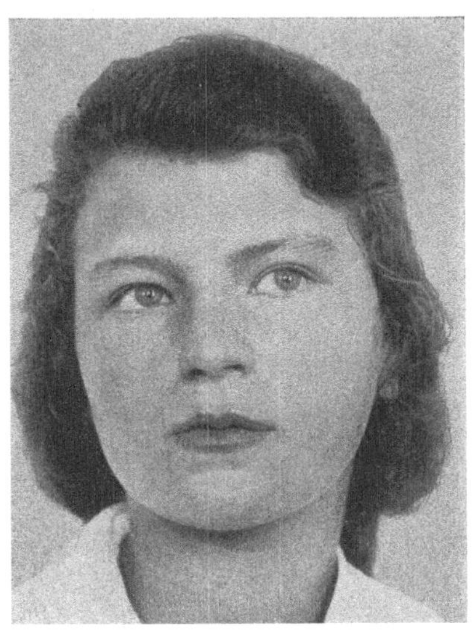

Abb. 61. Kleiner Mund der Jugend. Geschwungene Linien der Oberlippe. Reichliches Lippenrot. 16jähriges Mädchen mit guter Rundung der Wangen und völlig faltenloser Gesichtshaut.

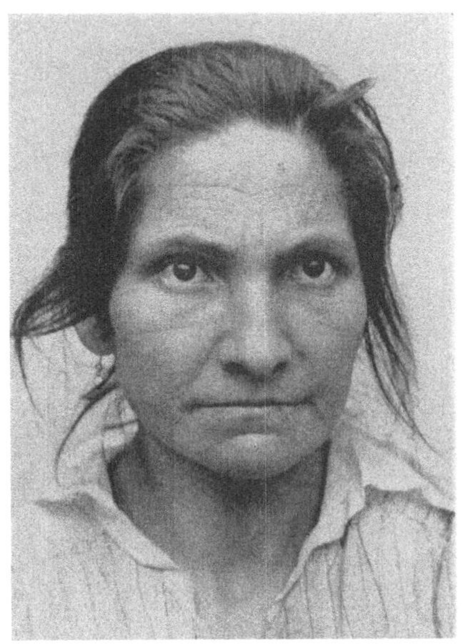

Abb. 62. Breiter Mund der mittleren Jahrzehnte, vom Lippenrot ist wenig mehr zu sehen. Die 43jährige Frau bietet abgesehen von queren Stirnfalten wenig Altersveränderungen von seiten der Gesichtshaut.

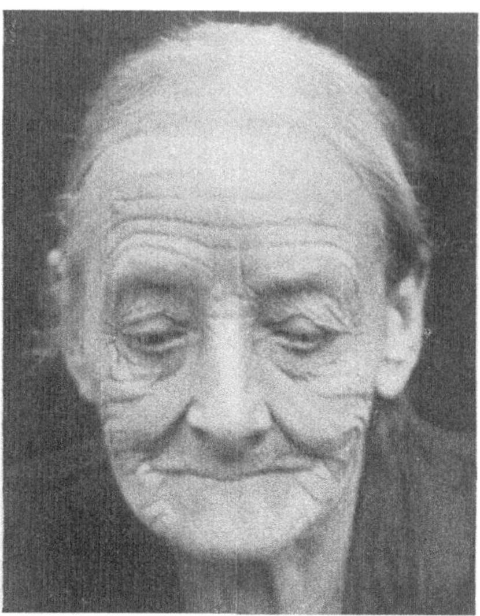

Abb. 63. Breiter Greisenmund. Die Wulstung der Lippen ist verloren gegangen, vom Lippenrot ist kaum mehr was zu sehen. Man vergleiche diesen Mund mit dem Mund auf Abb. 61. Daß es sich um eine Frau von hohem Alter (78 Jahre) handelt, ist aus der ganz welken Haut der Wangen zu schließen.

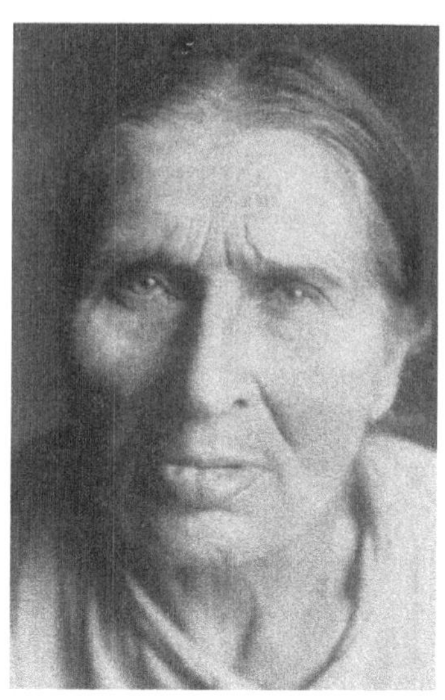

Abb. 64. Hängende Unterlippe des Alters. 64jährige Frau.

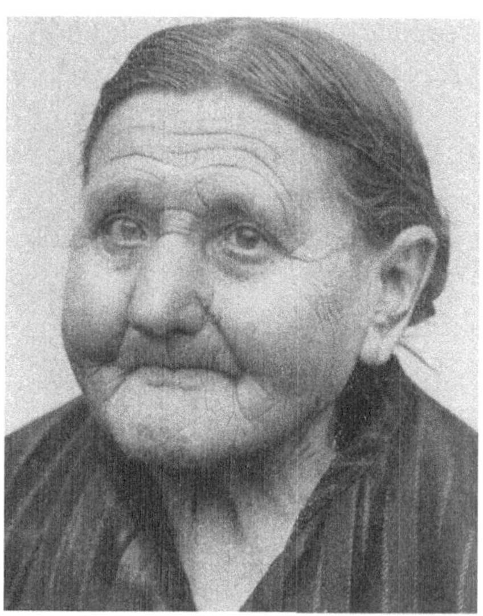

Abb. 65. Eingefallener Greisenmund. Vom Rot der Oberlippe ist kaum mehr was zu sehen. Zum Munde ziehen radiär gestellte Fältchen, häutige Falten ziehen vom Kinn zum Schlüsselbein. Man beachte die großen Ohrläppchen und das für das Alter der Frau (71 Jahre) auffällig dunkle Haupthaar.

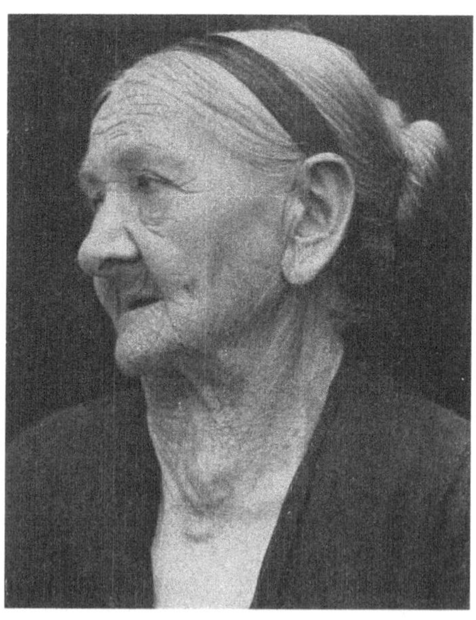

Abb. 66. Zahnloser Mund einer 77jährigen Frau. Durch den Schwund der Zähne und des Zahnfortsatzes des Oberkiefers ist die Oberlippe eingefallen. Mit dem Alter ist auch der Glanz der Augen verloren gegangen und ist es zur Vergrößerung der Ohren gekommen.

wulstiger und damit auch im Verhältnis zum übrigen Gesicht größer. Das Lippenrot verliert in den späteren Jahrzehnten an Frische. Zum Munde ziehen von der Nase zuerst große Falten (Nasolabialfalten) und später von allen Seiten senkrecht zum Mund gestellte kleine Falten. Vom fünften, ja manchmal schon vom vierten Jahrzehnt ab geht die Wulstung der Lippen wieder zurück (vgl. Abb. 62). Der Mund wird breiter, von dem Rot der Lippen sieht man nicht mehr viel (vgl. Abb. 63), wenn es nicht, wie dies manchmal der Fall ist, mit dem Alter zu einem Hängen der Unterlippe gekommen ist, wie dies auf Abb. 64 zu sehen ist. Starke Veränderungen bietet der Mund dann, wenn es mit dem Verlust der Schneidezähne zum Einfallen der Lippen, zum ausgesprochenen Greisenmund gekommen ist (vgl. Abb. 65 u. 66).

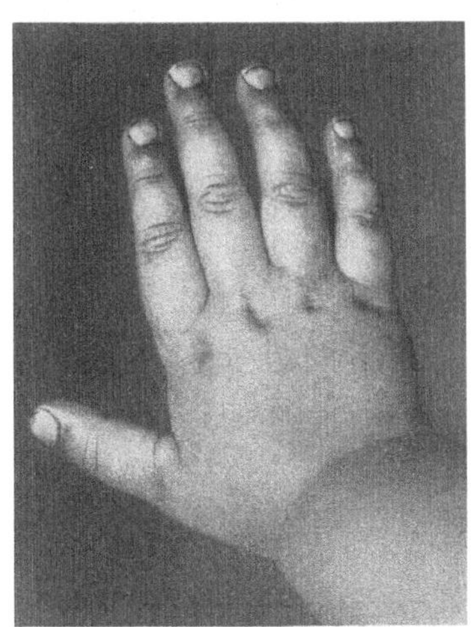

Abb. 67. Händchen eines zweijähr. Kindes mit reichlichem Fettpolster. Falte am Übergang des Vorderarms zur Hand und Grübchen über den Köpfchen der Mittelhandknochen.

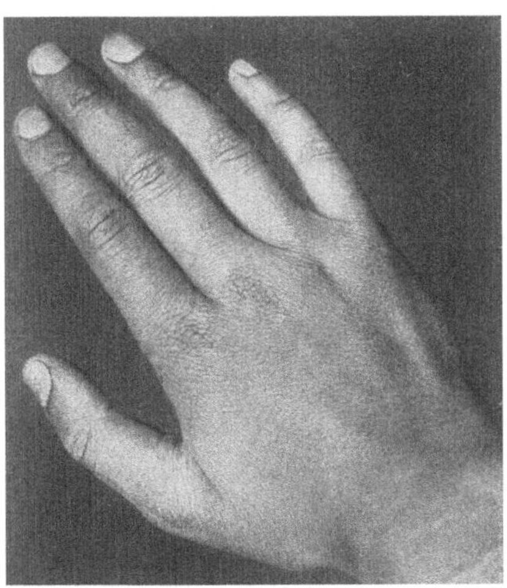

Abb. 68. Hand eines 13jährigen Knaben. Die feinen Linien am Handrücken entsprechen nicht Falten, die durch Elastizitätsverlust bedingt sind, sondern der normalen Felderung der Haut.

Ähnlich wie das äußere Ohr und wie das Gesicht, so sind auch die

Hände

den Witterungsunbilden ausgesetzt, dazu werden sie bei der körperlichen Arbeit stark in Anspruch genommen. Kein Wunder also, daß sich gerade an den Händen die Alters- und die Abnützungserscheinungen besonders geltend machen. Bis zum Ende des zweiten Jahrzehntes ist es die Größe der Hand, aus der wir unsere Schlüsse ziehen können. Aber auch abgesehen von der Größe bestehen wesentliche Unterschiede zwischen der Hand des Erwachsenen und der des Kindes. Das Unterhautfettgewebe

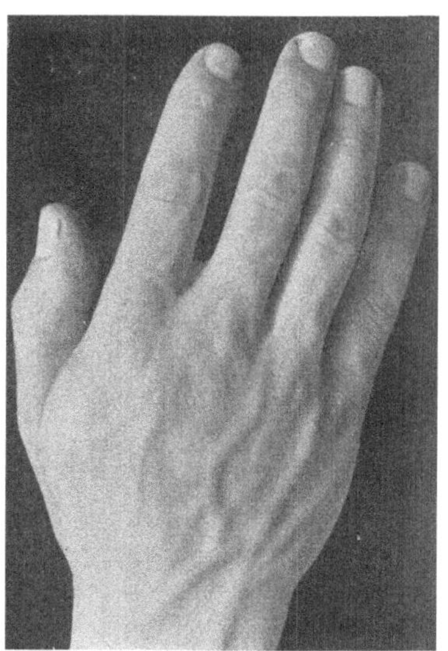

Abb. 69. Hand eines 29jährigen Arztes. Die Venen des Handrückens springen deutlicher vor als dies bei Leuten unter 25 Jahren der Fall zu sein pflegt.

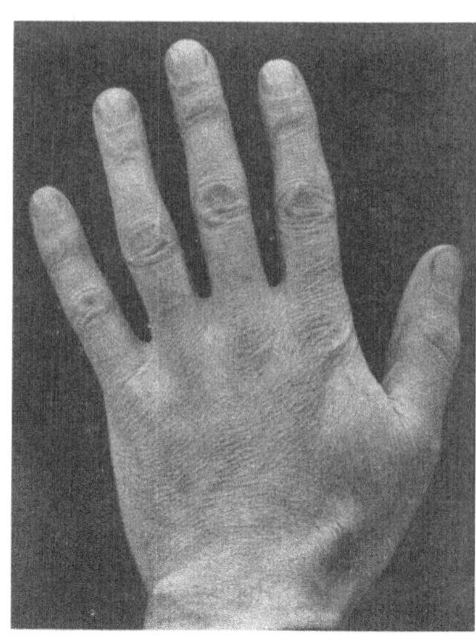

Abb. 70. Hand eines 49jährigen Arztes. Wohl infolge des häufigen Händewaschens auffällig frühzeitige feine Runzelung der Haut des Handrückens.

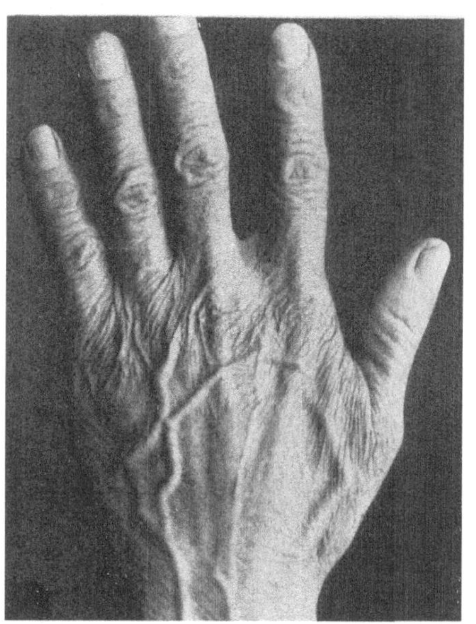

Abb. 71. Hand einer 62jährigen Frau. Haut sehr welk. Die Venen des Handrückens springen durch die dünne Haut stark vor.

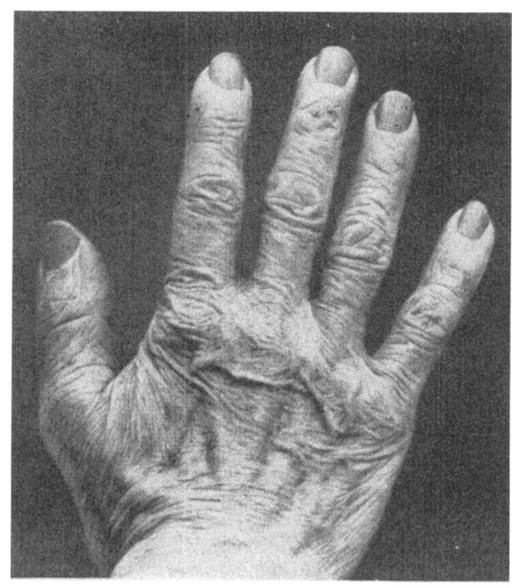

Abb. 72. Hand einer 70 jährigen Frau. Die Haut ist dunkel pigmentiert und hat ihre Elastizität verloren, so daß sie zahlreiche Falten bildet. Eine abgehobene Falte bleibt wegen des Schwundes der elastischen Fasern einige Zeit stehen.

ist beim Kind sehr viel reichlicher entwickelt, so daß das Händchen etwas Weiches, etwas „Patschiges" hat und daß Wülstchen am Übergang vom Arm zur Hand und Grübchen an den Köpfchen der Mittelhandknochen entstehen (vgl. Abb. 67). Abgesehen davon ist die Haut der Kinder durchaus glatt und faltenlos. In dem zweiten Jahrzehnt bildet sich die feine Felderung der Haut vorzüglich des Handrückens deutlicher aus (vgl. Abb. 68).

In den zwanziger Jahren scheinen schon die Venen des Handrückens als blaue Streifen durch die Haut (vgl. Abb. 69). In den dreißiger und in den vierziger Jahren kommt es zur deutlichen Faltenbildung am Handrücken (vgl. Abb. 70). Die Venen des Handrückens sind im höheren Alter nicht nur stärker sichtbar, sie springen auch deutlich und geschlängelt vor (vgl. Abb. 71). Bei Männern kommt es vielfach in den dreißiger Jahren zur Behaarung des Rückens der Hand und des ersten Fingerabschnittes. Die Hand des vierzigjährigen Mannes ist nun auch viel größer, kräftiger und schwieliger als die des zwanzigjährigen. Mit dem Alter schwindet das Fettpolster der Hände immer mehr. Die Hand und die Finger werden immer „knochiger", an den Köpfchen der Phalangealknochen kommt es zu leichten Knochenauftreibungen. Der Schwund des elastischen Gewebes äußert sich in immer stärkerer Faltenbildung, die Haut wird immer dünner, so daß sie schließlich in dünnen, schmalen Falten, die eine Zeitlang stehen bleiben, aufzuheben ist. Dazu kommt die dunklere Färbung der Haut, die sowohl in gleichmäßig gelbem Ton als auch in braunen Flecken am Handrücken (vgl. Abb. 39 auf S. 23 u. Abb. 72) zum Ausdruck kommt. Natürlich leiden auch die Nägel mit dem Alter in ihrer Ernährung und damit in ihrer Durchsichtigkeit.

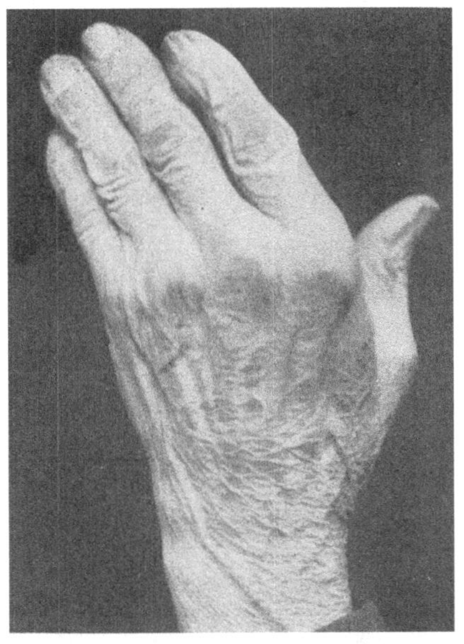

Abb. 73. Hand eines 80jähr. Greises. Die Haut des Handrückens ist dünn wie zerknittertes Seidenpapier. Das Unterhautfettgewebe ist völlig geschwunden, dadurch hat die Hand etwas Knochiges bekommen. Auch die Haut der Finger ist viel zu weit. Die Finger sind nach der Kleinfingerseite abgewichen.

So kann man aus dem Zustand der Hand zwar nicht das Schicksal voraussagen, aber doch bis zu einem gewissen Grade das Alter bestimmen und aus dem Zustand der Hohlhand und ihrer Schwielen ein Urteil fällen, was die Hand in körperlicher Hinsicht geleistet hat.

Aber auch andere Organe, wie z. B. die

Geschlechtsorgane

weisen in den einzelnen Lebensperioden recht verschiedene Gestaltung auf.

Beim Knaben entwickeln sich mit der Pubertät, also von dem 13. bis zum 16. Lebensjahr, die bis dahin klein gebliebenen Genitalien (vgl. die kindlichen Genitalien auf Abb. 82 auf S. 57), der Penis wird wesentlich größer und turgeszent, auch die Hoden nehmen in den Entwicklungsjahren um das Vierfache an Größe zu. Am Schamhügel sprossen zuerst spärliche,

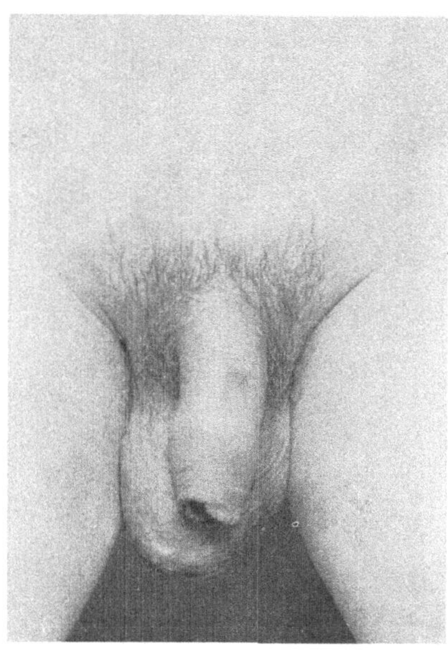

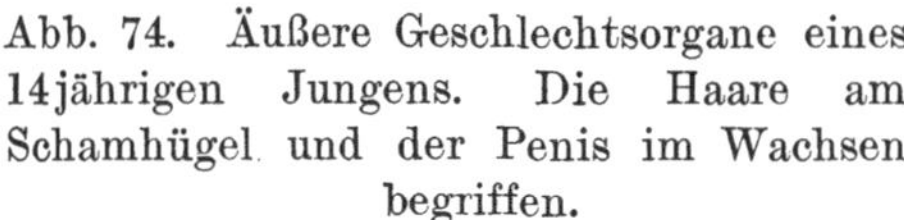

Abb. 74. Äußere Geschlechtsorgane eines 14jährigen Jungens. Die Haare am Schamhügel und der Penis im Wachsen begriffen.

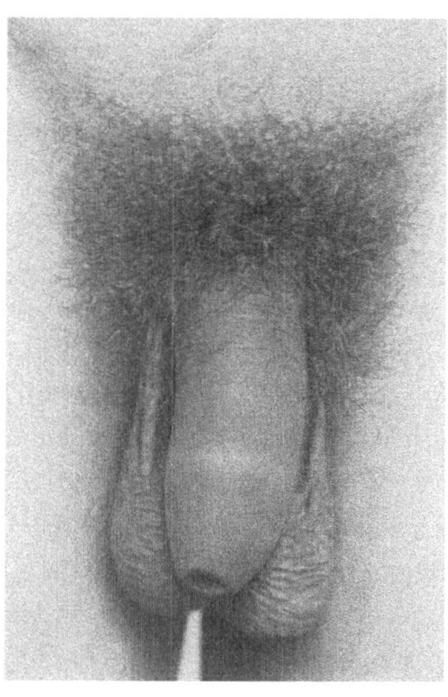

Abb. 75. Äußere Geschlechtsorgane eines 22jährigen Mannes. Turgeszenter Penis, starke Entwicklung kräftiger, gelockter Haare am Schamhügel.

später reichlicher kräftige Haare (vgl. Abb. 74), um in den zwanziger Jahren in dem vollen Mannesalter zum starken, vielfach gewellten Haarwuchs am Mons pubis zu führen (vgl. Abb. 75). In dieser Zeit kommt es auch zur Pigmententwicklung, zur Braunfärbung an den Genitalien.

Während nun die dunkle Färbung des Penis und des Skrotums im höheren Alter immer noch zunimmt, kommt es doch manchmal zu schwarzbrauner Pigmentierung, läßt der Tonus des Membrums mehr und mehr nach. Das Präputium wird immer länger und häutiger. Die Glans penis nimmt an Umfang ab und zieht sich immer mehr in den faltigen Präputialsack zurück (vgl. Abb. 76). Auch das Skrotum wird länger und schlaffer. Seine Muskulatur, die Tunica dartos, zieht sich auch in der Kälte lange nicht mehr so kräftig zusammen, wie sie das beim jungen Manne oder gar beim Knaben tun kann.

Mit dem zunehmenden Alter nimmt auch die Behaarung des Schamhügels an Dichtigkeit wieder ab. Die Crines pubis sind nicht mehr so kräftig, nicht mehr gekräuselt, viel weicher, langgestreckt. Schon in den vierziger Jahren wachsen besonders lange Haare seitlich neben dem Penis.

Beim Weibe liegen die Verhältnisse ähnlich. Mit dem Beginn der Geschlechtsreife [1]) kommt es auch hier zur stärkeren Entwicklung der Schamlippen. Waren sie beim Kinde glatt und ließen zwischen sich nur einen schnittförmigen Spalt frei, so werden sie bei dem Mädchen breiter und wulstiger, um freilich beim alternden Weibe mit dem Eintreten der Menopause wieder an Umfang zu verlieren und bei der alten Frau ähnliches Aussehen zu bieten wie beim Kinde.

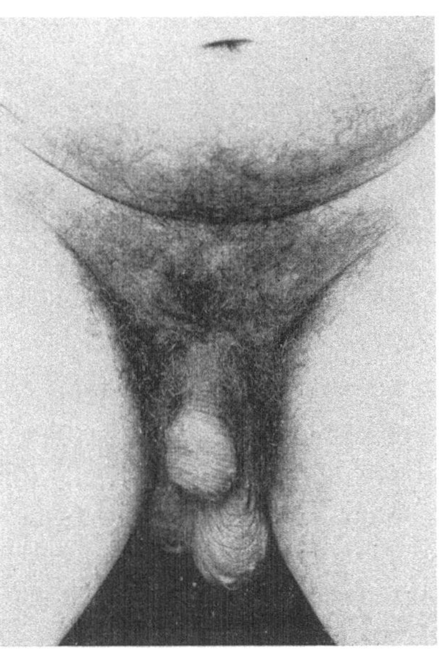

Abb. 76. Äußere Geschlechtsorgane eines älteren Mannes. Die Behaarung erstreckt sich vom Schamhügel auch auf die untere Bauchhaut und ist besonders zu beiden Seiten des Penis stark entwickelt. Der Penis selbst und die Haut des Penis sind stark geschrumpft.

Ähnlich ist es mit den übrigen sekundären Geschlechtsmerkmalen, mit den Haaren am Mons veneris und in der Achselhöhle und mit den Brüsten. Sie entwickeln sich in der zweiten Hälfte des 2. Jahrzehntes, stehen im 3. und 4. Jahrzehnt auf voller Höhe, um im 5. und 6. Jahrzehnt sich wieder zurückzubilden. Auch die Schamhaare verlieren bei den älteren Frauen rasch ihre Stärke und Dichtigkeit.

Durch die innere Untersuchung läßt sich feststellen, daß auch die Gebärmutter mit der Geschlechtsreife wächst und mit dem Alter sich wieder zu kindlich kleiner Form zurückbildet.

So können wir auch aus dem Zustand der Genitalien sowohl beim Manne wie auch beim Weibe Schlüsse auf das Lebensalter ziehen.

---

[1]) Auch der Beginn der Geschlechtsreife ist ebenso wie die Entwicklung der Knochenkerne vom sozialen Faktor, d. h. von der Ernährung und Verpflegung abhängig. So konnte ich als Arzt in Augsburg die Feststellung machen, daß die Fabrikmädchen einer Zündholzfabrik meist erst im 16. und 17. Lebensjahr menstruiert wurden, während die Mädchen eines Töchtererziehungsinstitutes, in dem fast ausschließlich Kinder wohlhabender Familien Aufnahme fanden, schon mit dem 12. und 13. Jahre die ersten Zeichen der Geschlechtsreife boten.

Zur Schätzung des Lebensalters verwerten wir aber nicht nur die Veränderungen der körperlichen Erscheinungen, vielmehr bieten uns auch die

Wandlungen des Seelenlebens,

welche die Jahre mit sich bringen, wichtige Anhaltspunkte.

Freilich werden uns seelische Eindrücke, die wir von dem zu Schätzenden erhalten, nur zur Zeit der **Entwicklung der Psyche,** also bis zum 18. und 20. Jahre und zur Zeit der deutlichen Rückbildung der geistigen Fähigkeiten, also etwa vom 55. Jahre, dienlich sein. In der Zwischenzeit sind die Veränderungen des psychischen Verhaltens doch so wenig ausgesprochen, daß wir sie nur zu ganz beiläufigen Schätzungen verwerten können.

Aber in der Kindheit, dann, wenn sich aus dem seelenlosen Neugeborenen im Laufe der Wochen und Monate und Jahre allmählich ein empfindender, aufnehmender und lernender und schließlich denkender und handelnder Mensch entwickelt, dann kann man diese verschiedenen Entwicklungsstufen der Psyche sehr wohl zur Schätzung des Lebensalters benützen.

In den ersten Lebenswochen bietet der Säugling gar keine Zeichen seelischen Lebens. Das Gehirn und das Nervensystem dient nur vegetativen und reflektorischen Funktionen.

Nach einem Vierteljahr beglückt die Eltern das erste Lächeln und damit das erste Zeichen der erwachenden Psyche. Nach einem halben Jahre lernt das Kindchen sitzen. Bald greift der werdende Mensch nach Gegenständen und versucht sich durch Krabbeln vorwärts zu bewegen. Am Schluß des ersten Lebensjahres oder zum Beginn des zweiten versteht das Kind sein Gleichgewicht schon zu meistern, und wagt die ersten Schrittlein. Nun merkt man auch den Einfluß, welchen die Vorgänge der Umgebung auf die Psyche des Kindchens haben. Die ersten Beweise für ein Verständnis des gesprochenen Wortes und die ersten Versuche zum Sprechen fallen in das zweite Jahr. Jetzt entwickelt sich auch eine Scheu vor dem Fremden, die sich in Abwehrbewegungen und Unlustzeichen äußert.

Wie wichtig für den Arzt, vor allem für den Nervenarzt und für den Lehrer die Schätzung des Lebensalters nach den geistigen Fähigkeiten ist, das mag daraus entnommen werden, daß von psychiatrischer Seite (Binet-Simon) Aufstellungen über das gemacht wurden, was von einem durchschnittlich begabten Kinde in jedem Lebensalter in intellektueller Hinsicht geleistet werden kann.

So wird der normal entwickelte Dreijährige auf Aufforderung Mund, Auge und Nase zeigen und seinen Namen nennen können.

Im vierten Jahr werden bekannte Gegenstände, wie Messer, Uhr, Schuhe richtig benannt, vorgesprochene Zahlen wiederholt.

Mit dem sechsten Jahr hört die Periode des Lernens im Spiele auf und es beginnt nun das bewußte Lernen mit der Scheidung von Spiel und Arbeit. Nun kann das Kind auch rechts von links, den Vor- vom Nachmittag unterscheiden und den Zweck von bestimmten Dingen angeben.

In den späteren Jahren decken sich die Durchschnittsleistungen geistig gesunder Kinder wohl mit dem Pensum der Volksschulen. So kann man von dem achtjährigen Kinde verlangen, daß es von zwanzig bis eins rückwärts zählen, einfache Sätze auf Diktat niederschreiben und die Tagesstunden richtig angeben kann.

Die Wichtigkeit der von den Psychiatern für die seelische Entwicklung aufgestellten Normen mag daraus entnommen werden, daß nach ihnen die geistig Zurückgebliebenen beurteilt werden. Bei diesen wird dann ein Gegensatz zwischen dem „Lebensalter“ und dem „Intelligenzalter“ gemacht.

Solche schematischen Aufstellungen erstrecken sich aber nur bis zum zwölften Lebensalter, bis zum Beginn der Geschlechtsreife.

Von dieser Zeit ab ist der Bildungsgang bei den verschiedenen Volkskreisen und bei den verschiedenen Berufen zu verschieden, als daß aus dem Grade der Intelligenz auf das Lebensalter noch ein Schluß gezogen werden könnte. Nun kommt es zur geistigen Verarbeitung des Erlernten, zur Bildung eines eigenen, wenn auch manchmal unreifen Urteils. Vor allem aber ändert sich in der Zeit der geschlechtlichen Entwicklung das Gefühlsleben. Aus dem puppenspielenden Kinde wird das schwärmerische Mädchen, das sich in dem Bemuttern der jüngeren Geschwister gefällt. Aus dem rauflustigen Buben entwickelt sich der sentimentale Jüngling, der nach wandelnden und unklaren Idealen strebt. Die widerspruchsvolle Zeit der Gärung äußert sich vor allem auch in einem leichten Wechsel der Stimmung, in Äußerungen der Weltschmerzlichkeit und des Verkanntseins.

Vom 16. Jahre an festigt sich aber allmählich der Charakter. Nun kommt es zu ausgesprochenen männlichen bzw. weiblichen Zügen. Das unbestimmte Sehnen verdichtet sich auf Persönlichkeiten des anderen Geschlechtes. Das Wollen ist klarer. Der Überschwang der Empfindung wird abgestreift. Es entwickelt sich der Drang nach bestimmter und fruchtbringender Erwerbstätigkeit. Die Persönlichkeit wird selbständiger und ernster.

So bietet das Zeitalter der Entwicklung nicht nur in körperlicher, sondern auch in seelischer Hinsicht reichliche und gute Anhaltspunkte für die Beurteilung des Lebensalters.

Anders ist es, wenn das Werden abgeschlossen ist!

Am Schlusse des dritten Jahrzehnts stellen sich zwar mit den Fältchen im Gesicht, mit der Zunahme und der Verschiebung des Fettpolsters in somatischer Beziehung schon deutliche Zeichen der regressiven Metamorphose ein, die Psyche bietet aber in den zwanziger Jahren und in den dreißiger Jahren zu wenig charakteristische Veränderungen, als daß aus diesen auf die Zahl der Jahre geschlossen werden könnte. Zwar werden die Menschen ernster und ruhiger, die produktive geistige Leistungsfähigkeit nimmt wohl infolge der bestimmten Ziele noch zu. Die Aufnahmefähigkeit wird aber in diesen Jahren schon zweifellos etwas geringer. Das kommt demjenigen, der in den dreißiger oder den vierziger Jahren eine neue Sprache lernen will, oder sich in einen neuen Beruf einarbeiten muß, schmerzlich zum Bewußtsein. Die Begeisterungsfähigkeit der Jugend nimmt ab. Auch der Interessenkreis, hauptsächlich der der Frauen, engt sich in dieser Zeit schon etwas ein und beschränkt sich immer mehr auf die Kinder und auf den Haushalt.

Bei dem weiblichen Geschlecht kommt es nun mit dem Ende der vierziger Jahre, mit dem Eintreten der Menopause nicht allein zu deutlichen körperlichen Ausfallserscheinungen, wie zur Rückbildung der sekundären Geschlechtsmerkmale. Auch das seelische Verhalten ändert sich; so entwickelt sich im Matronenalter mit der Zunahme des Fettpolsters eine gewisse psychische Behäbigkeit und eine Gleichgültigkeit. In anderen Fällen freilich kommt es in diesen Jahren zu einer starken Labilität und zu einer Gereiztheit der Stimmung. Manchmal besteht eine Neigung zu hypochondrischen Vorstellungen. Ein Nachlaß der zielstrebigen produktiven Leistungen ist unverkennbar.

Auch bei den Männern stellen sich mit den fünfziger Jahren in seelischer Hinsicht Veränderungen ein, die so deutlich sind, daß sie sehr wohl eine Schätzung des Alters ermöglichen. Die Abnahme des Gedächtnisses macht sich nun schon störend geltend! Das Gefühlsleben schränkt sich ein, der geistige Gesichtskreis wird enger, die Stimmung wird immer ernster, der Charakter wird abgeklärt, das Urteil wird ruhiger und weniger von Leidenschaft beeinträchtigt.

Freilich ausgesprochene senile Involutionserscheinungen der Psyche zeigen sich unter physiologischen Verhältnissen erst in der zweiten Hälfte des siebenten Jahrzehntes.

Nun läßt die Tatkraft nach, die Aufnahmefähigkeit und die Auffassungsfähigkeit wird wesentlich beeinträchtigt, der Denkablauf ist verlangsamt. Das Gedächtnis wird immer schlechter. Die Stimmungslage ist nicht nur ernst, sondern vielfach verdrossen. Der Greis ist oft mißtrauisch und geizig, er wird geistig weniger regsam und kann sich für große Ereignisse und bedeutende Unternehmungen nicht mehr begeistern. In anderen Fällen ist er unbegründet euphorisch, dann stellt sich vielfach auch seniler Schwachsinn ein. Das bedeutet aber keinen Rückfall in die Kindheit, denn der alternde Mensch wird in seinem seelischen Verhalten nicht kindlich oder kindhaft, sondern kindisch und schwachsinnig.

So kann man aus dem seelischen Verhalten und den seelischen Äußerungen zur Zeit des Wachstums (Inkrementum) und zur Zeit der deutlich körperlichen Rückbildung (Dekrementum) sehr wohl Schlüsse auf das Lebensalter ziehen. Und das ist dann von besonderem Wert, wenn die körperliche und die geistige Entwicklung und die somatische und psychische Rückbildung nicht parallel gehen. Wie häufig trifft man in einem frühzeitig gealterten Körper noch eine leistungsfähige Psyche mit jugendlicher Begeisterungsfähigkeit und andererseits birgt ein gut „konservierter" Körper nicht selten ein „präseniles" Gehirn, das uns nichts mehr zu sagen hat, das schwierigen Lagen hilflos gegenübersteht.

Also nur durch Abwägung der körperlichen und der geistigen Leistungen können wir uns bei der Schätzung des menschlichen Lebensalters vor großen Fehlern schützen.

Vor allem sind es aber die Verbindungen der seelischen mit den körperlichen Funktionen, sind es die **psychomotorischen** Äußerungen, die uns bei der Schätzung des Lebensalters beeinflussen.

Die unsicheren ausfahrenden Bewegungen der Säuglinge sind noch nicht von einem klaren Willen beherrscht. Aber schon bald äußern sich Stimmungen in der Mimik des sich entwickelnden Kindes; dann kommt es zu Ausdruckbewegungen der Zustimmung oder der Ablehnung. Der anfänglich wackelige Gang wird immer sicherer. Aber welcher Unterschied des Ganges in den verschiedenen Entwicklungsstadien des heranwachsenden Kindes! Welche Lebhaftigkeit herrscht in den Bewegungen des Kindes bis zum zwölften Jahre! Es bedarf viel ermahnender Worte der Eltern und Erzieher, um diese etwas zu zügeln. Nun kommt die Zeit der Flegeljahre. Eckig und ungeschickt benimmt sich der Backfisch; flegelhaft räckeln sich die Buben in den ersten Zeiten der geschlechtlichen Entwicklung. Aber bald kommt Harmonie in die Bewegungen. Welche Anmut und welche Elastizität bietet der Gang oder gar der Tanz der heranwachsenden Jungfrau. Wie flott und frisch sind die Bewegungen des jungen Mannes!

Mit dem reiferen Alter nehmen die psychomotorischen Äußerungen an Kraft und Sicherheit zu, um freilich an Lebhaftigkeit und Geschmeidigkeit zu verlieren. Die Höchstleistungen der Muskelkraft werden mit dem Ende der dreißiger Jahre erreicht. Schon in den vierziger Jahren läßt der Tonus, läßt die Spannkraft der Muskeln deutlich nach. Die Bewegungen sind nicht mehr so elastisch, auch nicht mehr so kraftvoll; die Gesichtsmuskulatur verrät nicht mehr so lebhaft Freud und Leid, wie sie das früher getan. Und gar in den fünfziger und sechziger Jahren, da werden die Glieder steif und damit wird auch der Gang beeinträchtigt, er wird vorsichtig und „hölzern". Dies zeigt sich besonders beim Versuch zum Laufen und zum Springen.

Der Greis hängt beim Stehen etwas in den Knien, die Haltung wird immer mehr gebückt, der Kopf ist vornüber gebeugt (vgl. Abb. 7 auf S. 7). Die Steifigkeit der Glieder nimmt zu. Rigor signum senectutis! Alle Bewegungen werden langsam und zögernd, schließlich können sie nur zitternd und unsicher ausgeführt werden und dann ist die Lokomotion nur mühselig mit kleinen, schleifenden Schrittchen und vielleicht nur mit Hilfe eines Stockes möglich.

Es ist also wahrlich kein Kunststück, aus der Art der Bewegungen, aus dem Gang und aus der Haltung, vor allem auch aus der Mimik einen zutreffenden Schluß auf das Lebensalter zu ziehen.

Bei einer Studie über die Möglichkeiten einer Bestimmung des menschlichen Alters muß auch die

Schätzung des Alters des menschlichen Geschlechts

erörtert werden und muß ferner besprochen werden, wie weit wir imstande sind, Skelettfunde aus der prähistorischen Zeit in bestimmte Altersperioden der Erdgeschichte einzureihen.

Über das Alter bzw. über die Zeit der Entstehung des menschlichen Geschlechtes lassen sich Angaben nicht machen. Wir wissen, daß es lange Zeiten der Entwicklung unserer Erde gibt, die wohl nach Milliarden von Jahren zählen, in denen keine höheren tierischen Organismen, geschweige Menschen die Erde bevölkerten. Zeitliche Angaben, wann sich aus den Wirbeltieren und den Ursäugetieren im Laufe von vielen Hunderttausenden von Jahren allmählich menschenähnliche Arten entwickelten, lassen sich nicht machen, schon auch deshalb nicht, weil wir nicht wissen, von welchem Zeitpunkt an wir unsere Vorfahren als Homo sapiens bezeichnen dürfen.

Die ältesten Spuren des Menschen reichen nicht über das Diluvium in die Vorzeit. Aus dieser Periode finden sich aber neben den Überresten der großen diluvialen Dickhäuter (Urelefant, Nashorn, Mammut) Knochenreste, die zweifellos auf das Genus homo zurückzuführen sind. Der Unterkiefer von Maurer ist wohl das Merkmal, welches am weitesten in das Dunkel der menschlichen Vorgeschichte hineinreicht. Sein Alter wird auf einige hunderttausend Jahre geschätzt. Aus den Zeiten, die dem

Diluvium vorangehen, wie aus der Tertiärzeit, haben wir keine menschlichen Spuren. Der Homo antidiluvianus ist noch nicht gefunden.

Für die Beurteilung des Alters der Skelettfunde dient uns vor allem der Schädel. Je geringer die Wölbung des Stirnschädels ist, je stärker die Knochenwülste über den Augenhöhlen und je stärker die Jochbeine sich vorwölben, je breiter der aufsteigende Ast des Unterkiefers ist und je weniger das Kinn vorspringt, desto weiter muß das Leben des Schädelträgers in die Vorzeit zurückverlegt werden.

Für die Beurteilung des Alters der Skelettfunde der prähistorischen Zeit sind aber auch beigelegene Gegenstände wie Zähne von Tieren, Steinwerkzeuge, Schmucksachen und ist ferner die Art der Bestattung von Wert. So läßt sich nun wirklich bestimmen, ob die knöchernen Menschenreste der paläolithischen Periode des Quartär oder der jüngeren Steinzeit, ob sie der Zeit der Pfahlbauten oder der älteren Bronzezeit entstammen. Von geringer Bedeutung ist daneben die Schätzung des Alters des betreffenden Individuums, für diese kommt die Verknöcherung der Schädelnähte [1]), die Rarefikation des Knochens, der Zustand der Zähne und der mehr oder weniger starke Schwund der Alveolarfortsätze des Kiefers in Betracht. Je älter der Mensch beim Tode war, desto mehr sind die Sinus- und die Arterienfurchen am Schädel ausgebildet, desto tiefer sind die Abdrücke der Gehirnwindungen auf der Innenseite des Schädeldaches.

So kann der Kundige aus den Knochenfunden tatsächlich manches über das Zeitalter, in welchem der betreffende Mensch gelebt hat und über das Lebensalter, das er erreicht hat, lesen.

Nach der Besprechung der Anhaltspunkte, welche für die Schätzung des Alters des menschlichen Geschlechtes zu verwerten sind, muß wohl auch kurz erörtert werden, inwieweit wir das

Alter eines Volkes

beurteilen können.

Ähnlich wie der einzelne Mensch und ähnlich wie auch das einzelne Tier und die Pflanze eine Zeit der Entwicklung, eine Zeit der vollen Kraft und der großen Fruchtbarkeit und eine solche des körperlichen Rückganges und des Nachlassens der Fruchtbarkeit durchmacht, so gibt es auch bei den einzelnen Völkern ein Stadium des Aufstieges, der Blüte und des Niederganges. Daß dies so ist, dafür gibt uns die Geschichte viele Beispiele. Die Assyrer, die Ägypter, die Phönizier, die Griechen und die Römer reihten sich in den Zeiten der Kultur und der Macht aneinander. Der Zeit der Blüte dieser hochgezüchteten Völker folgte stets eine Zeit

---

[1]) Die Pfeilnaht verknöchert zwischen dem 30. und 40. Jahre.

des Verfalles. Dieser äußerte sich in der übermäßigen Machtausdehnung (Imperialismus), in der Herrschaft des Geldes und damit in der Üppigkeit der überreich gewordenen Kreise, sie zeigte sich aber auch in Landflucht und im Anwachsen der großen Städte, in Beherrschung der Provinz durch die Großstadt, in der Proletarisierung und in der Genußsucht und der Sittenlosigkeit der Stadtbevölkerung, im Nachlaß der künstlichen Leistungen, in der Mischung der Völker und damit im Verlust der völkischen Eigenart, vor allem aber in der Abnahme der Fruchtbarkeit, im Rückgang der Geburtenzahlen.

Wenn Cornelius Tacitus in seinem Buche „De origine, situ, moribus ac populis Germanorum" von den Deutschen des ersten Jahrhunderts nach Christi Geburt schreibt:

„So lebt das Weib in wohlbeschirmter Keuschheit, durch keine lüsternen Schauspiele, durch keine zu Wollust reizende Gelage verführt". „Spät erst kommt der Jüngling zum Liebesgenuß und darum ist seine Manneskraft unerschöpflich." „Sehr selten ist in dem so zahlreichen Volke der Ehebruch." „Die Zahl der Kinder zu begrenzen oder ein Nachgeborenes zu töten, wird für einen Frevel gehalten." „Jedes Kind nährt der eigenen Mutter Brust und nicht Mägden und Ammen wird es ausgeliefert." „Keine feinere Erziehung unterscheidet den Herrn vom Knecht [1])."

so schildert er ein junges, kräftiges, aufsteigendes Volk.

Wenn wir hören, daß die Zahl der Geburten auf 1000 Einwohner berechnet in Deutschland seit dem Jahre 1870 von **40,1** auf **28,2** im Jahre 1912 gesunken ist [2]), so müssen wir in diesem Nachlassen der Fruchtbarkeit eine bedenkliche Alterserscheinung unseres Volkes feststellen.

Es ist ein Zeichen der Entartung, wenn die Angehörigen eines Volkes die Kinderzahl absichtlich verringern, um die Last und die Sorge der Aufzucht zu vermindern und das Leben leichter und angeblich genußreicher zu gestalten. Die Abnahme der Kinderzahl in einem alternden Volke ist aber nicht nur durch gewollte Geburtverhinderung bedingt, sie ist auch eine unbeabsichtigte Folge der zunehmenden Lebensverfeinerung. Ist doch die Zahl der Kinder auch in den „guten" alten Familien einer Stadt durchschnittlich viel geringer, als in den bäuerlichen Familien[3]).

---

[1]) Nach der Übersetzung von Karl Blümel. Mayers Volksbücher. Bibliographisches Inst. Leipzig und Wien.

[2]) Angeführt nach Fr. Siebert: Der völkische Gehalt der Rassenhygiene. Bücherei deutscher Erneuerung. Bd. 3. J. F. Lehmann, München 1917.

[3]) Vgl. H. W. Siemens, wenn er schreibt: „Auch innerhalb jedes Standes weisen diejenigen Berufskreise, an deren Tüchtigkeit höhere Anforderungen gestellt werden, geringere Kinderzahlen auf als die übrigen. So sind z. B. die höheren Beamten durchschnittlich kinderärmer als die mittleren, die mittleren wieder kinderärmer als die unteren. Die selbständigen Handwerkern sind durchschnittlich kinderärmer

Neben der beabsichtigten und unbeabsichtigten Verringerung der Kinderzahl sind noch andere bedauerliche Erscheinungen des Alters, des Rückganges der Blüte und der Kraft unseres Volkes festzustellen. Dazu ist die Abnahme des Familiensinnes, die sich in Zunahme der Ehelosigkeit und der Ehescheidung ausdrückt, und die Abnahme des Sinnes für die Volkszugehörigkeit (Internationalismus!) zu rechnen. Auch die Landflucht, der starke Bevölkerungszuwachs der großen Städte, der Untergang des Mittelstandes, die Teilung des Volkes in eine schmale übermäßig reiche und in eine breite Schicht der Proletarier, die große Lebsucht in allen Kreisen des Volkes, die Zunahme der geschlechtlichen Verirrungen, der gewerbsmäßigen Unzucht und der Geschlechtskrankheiten, der vermehrte Genuß von Giften (Nikotin, Morphium, Kokain), all das sind Zeichen des Nachlasses der Kraft und der Gesundheit des Volkes.

Wie beim alternden Baum, so läßt eben auch beim alternden Volke nicht nur die Fruchtbarkeit nach, es nimmt auch die Widerstandsfähigkeit gegen Schädigungen und Schädlinge und damit gegen Krankheiten ab.

Schmerzvoll ist es für den einzelnen Menschen, wenn er an sich selbst die Zunahme der körperlichen und geistigen Alterserscheinungen feststellen muß; viel schlimmer aber ist es noch, wenn er zur Einsicht kommt, daß das Volk, dem er angehört, altert und in seiner Kraft nachläßt[1]). In dieser Lage ist nun der Deutsche, nachdem achtzehnhundert Jahre verflossen sind, seit ein Tacitus dem alternden römischen Volke die Tugenden des jungen Germanenvolkes als leuchtendes Beispiel vor Augen gestellt hat.

Ein schlechter Trost ist es, daß das westlich an Deutschland angrenzende Volk noch stärkere Abnahme der Fruchtbarkeit und noch deutlichere Zeichen der Entartung aufweist.

So wenig das Altern des einzelnen Menschen durch gute Ratschläge oder durch Behandlung erfolgreich bekämpft werden kann, so wenig besteht Aussicht, daß Gesetz und Vorschläge, welche gegen die Kinderbeschränkung und gegen andere Alters- und Entartungserscheinungen der Völker gerichtet sind, einen wesentlichen Erfolg haben werden. Hier gilt auch heute noch der Satz von Tacitus, mit dem er das Kapitel über die

---

als der unselbständige Fabrikarbeiter, der ansässige Bauer kinderärmer als der Landarbeiter, der gelernte Arbeiter kinderärmer als der ungelernte. Durch diese unser ganzes Volk in allen seinen Schichten ergreifende ungünstige Fruchtbarkeitsauslese, die bewirkt, daß überall die ausgesiebte, durchschnittlich leistungsfähigeren Bevölkerungsgruppen einen zahlenmäßig geringeren Nachwuchs stellen als die übrigen, muß unser Volk einem raschen Verfall entgegengehen, genau so, wie es uns die Geschichte an den alten Kulturvölkern gezeigt hat."

[1]) Vergleiche Oswald Spengler: Der Untergang des Abendlandes. Verlag von Beck, München.

sittlichen Eigenschaften der Germanen beschließt: „Plus bonae mores valent quam bonae leges".

Mehr als durch gute „Gesetze" wird den Alters- und Entartungserscheinungen eines Volkes durch schwere Not und Zwang zu harter Arbeit entgegengetreten. Heftige Stürme fegen von einem alternden Baume zwar die dürren Zweige, das Holz des Stammes aber machen sie zäher und fester. Der Bauer, der seine Nahrung dem Boden mühselig abringen muß, hat eher Aussicht ein gesundes hohes Alter zu erreichen, als der Städter, der ein behagliches und üppiges Leben führt.

So ist zu hoffen, daß die schweren Zeiten, die unser Volk durchmachen muß, läuternd und verjüngend auf dieses wirken. Ist doch schon festzustellen, daß die Bedrückung und die Schmach, welche haßerfüllte Feinde in ihrem Vernichtungswillen den Deutschen auferlegt haben, den für die Selbsterhaltung eines Volkes so gefährlichen Hang zur Völkervermischung (Internationalismus) entschieden beeinträchtigt und das Bedürfnis nach völkischem Zusammenschluß wesentlich gehoben hat.

All die Alterserscheinungen, die ich Ihnen hier mit Worten geschildert und im Bilde gezeigt habe, sind in letzter Linie auf histologische Veränderungen, auf Altersveränderungen der

Zellen

zurückzuführen. Also auch am mikroskopischen Schnitte durch die Haut und durch die Organe sind Alterserscheinungen zu studieren und zu schätzen!

Wenn das Gehirn und wenn die Leber und die Niere mit dem Alter an Gewicht und an Umfang abnehmen, so ist eine Altersatrophie der Zellen dafür verantwortlich zu machen.

Die Brüchigkeit der alternden Knochen, die senile Osteoporose, ist durch den Schwund des Knochengewebes, der Knochenbälkchen, bedingt. Der Schwund des Knorpelgewebes äußert sich in der zunehmenden Steifigkeit der Gelenke.

Die Entartung der elastischen Fasern ist es, welche der Faltenbildung der Haut, der Erweiterung der Lungen und der Senkung der Organe[1]) zugrunde liegt. Die vorher zarten elastischen Fibrillen werden dicker und kürzer, sie sind dann unregelmäßig angeordnet und erleiden schließlich eine kolloide Veränderung.

---

[1]) Vgl. W. Vogt - Würzburg: Über die Alterssenkung der menschlichen Baucheingeweide. Verh. d. anat. Ges. 1921. Anat. Anz. Bd. 54.

In allen Organen, vor allem aber in den Muskeln, nimmt mit dem Altern das Bindegewebe an Kernsubstanz ab und an Fasergehalt zu. Auch in den Drüsen vermehrt sich das unspezifische Bindegewebe. Durch den zunehmenden Faserreichtum verliert das Bindegewebe an Jugendlichkeit. Besonders deutlich ist die Vermehrung der bindegeweblichen Stützsubstanz in den Blutgefäßen. Diese werden dadurch härter und weniger nachgiebig. Das Bindegewebe ersetzt die zugrunde gehenden elastischen Fasern und die Fasern der glatten Muskulatur der Gefäße. Wie bei einem

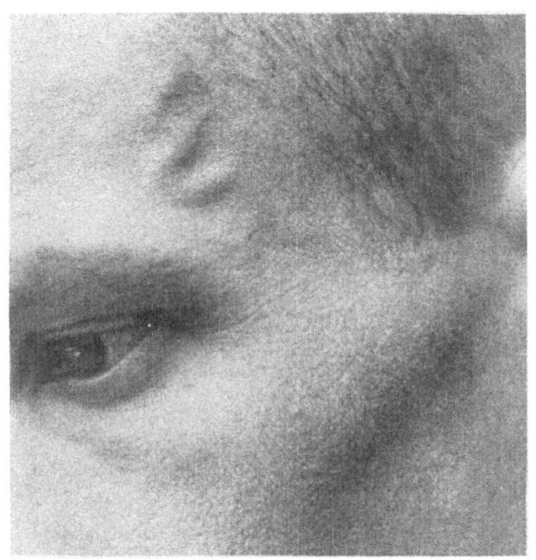

Abb. 77. Frühzeitige Schlängelung der Schläfenarterie. Das Fehlen der Falten in der Umgebung des Auges zeigt an, daß es sich um einen jungen Menschen handelt. (Mann von 22 Jahren).

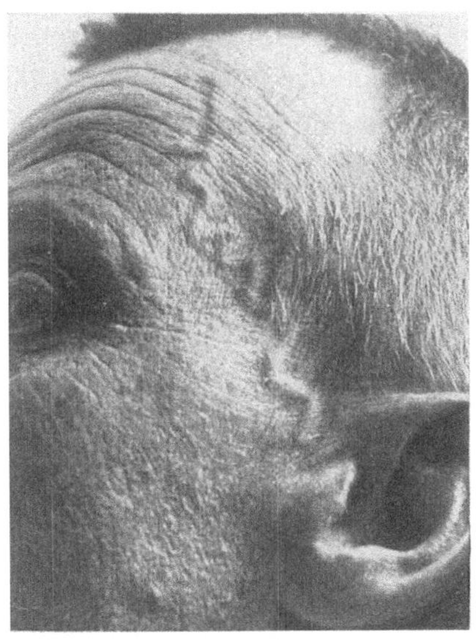

Abb. 78. 50jähriger Mann mit ungewöhnlich starker Schlängelung der Schläfenschlagader.

Gummiband äußert sich der Nachlaß der Elastizität in einer Verlängerung, und damit kommt es zu einer „Schlängelung" der Gefäße.

Die Schlängelung der Schlagadern und ihre Verhärtung läßt sich nur bei ganz oberflächlich unter der Haut gelegenen Arterien durch das Auge und durch den tastenden Finger feststellen[1]).

So können wir uns nur ein Urteil über die Schläfenarterie (vgl. Abb. 77 u. 78) oder über die Schlagadern am Oberarm (vgl. Abb. 79) oder am Unterarm nahe dem Handgelenk verschaffen. Durch die Röntgenstrahlen freilich können wir auch Verkalkungen an tiefer gelegenen Arterien dem Auge zugänglich machen.

---

[1]) M. B. Schmidt-Würzburg hat im 30. Bd. des Zentralbl. f. allg. Pathol. u. pathol. Anat. darauf aufmerksam gemacht, daß vielfach schon im dritten Jahrzehnt eine sichtbare starke Schlängelung der Schläfenarterien festzustellen ist, ohne daß an anderen Gefäßen des Körpers arteriosklerotische Veränderungen nachzuweisen sind. Also aus der Schlängelung der Temporalgefäße dürfen keine weitgehenden Schlüsse auf das Alter gezogen werden.

Da mit zunehmender Arteriosklerose und mit der zunehmenden Verdickung der Innenhaut der Gefäße (Endarteriitis) auch die lichte Weite der Gefäße abnimmt, so erhalten die Organe weniger Blut, darunter leiden sie, und das beschleunigt wiederum die Altersatrophie. So erklärt sich der Ausspruch: „der Mensch ist so alt wie seine Arterien".

Wenn das Herz meist nicht an dem Altersschwund der übrigen Organe teilnimmt, sondern im Alter sogar an Größe zunimmt [1]), so ist das auf den erhöhten Widerstand, den das Blut in den verhärteten und verengten Gefäßen findet, zurückzuführen.

Im Blute selbst äußert sich das zunehmende Alter nicht nachweislich. Auch im fortgeschrittenen Senium können wir weder an den weißen noch an den roten Blutkörperchen Alterserscheinungen feststellen.

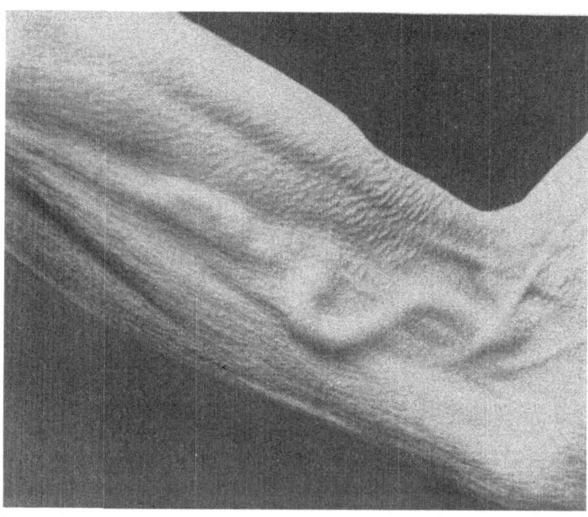

Abb. 79. Starke Schlängelung der Oberarmschlagader. Der Verlust der elastischen Fasern äußert sich auch in der starken Runzelung der Haut. (Das Lichtbild stammt von einem 83jährigen Manne.)

An keiner Zellenart lassen sich nun die Alterserscheinungen so gut studieren wie an den Ganglienzellen des Nervensystems. Von diesen wissen wir, daß sie alle in der frühesten Jugend angelegt werden. Während des ganzen übrigen Lebens kommt es zu keiner weiteren Neubildung von Nervenzellen. Die Ganglienzellen sind also so alt und werden so alt wie derjenige ist, dessen Leben und Denken sie beherrschen.

---

[1]) Das Herz wiegt im gesunden Greisenalter um 30—40 g mehr als das Herz des Erwachsenen. Bei der Alterskachexie kommt es freilich auch häufig zur „braunen" Atrophie des Herzens, die mit einer Vermehrung des Pigmentes in den Muskelzellen einhergeht.

In dem Zelleibe der Ganglienzellen entwickeln sich schon im Kindesalter schwach pigmentierte Körnchen, die eine deutliche Fettreaktion geben. Diese „Lipofuscin"-Einlagerungen sind bei Kindern feinpulverig in der ganzen Zelle gleichmäßig verteilt. Bei Erwachsenen sammeln sie sich zu kleinen Häufchen. Die Ansammlungen werden immer größer und die Pigmentierung wird immer dunkler, aus dem leicht gelblichen Farbenton bildet sich mit dem zunehmenden Alter Braun und schließlich Schwarzbraun (vgl. Abb. 80 mit 81).

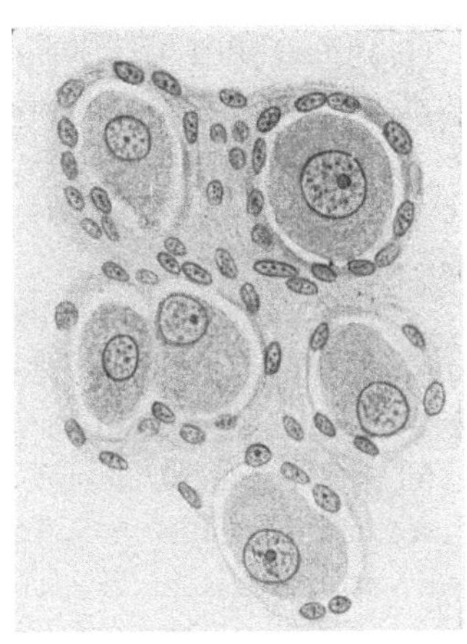

Abb. 80. Ganglienzellen aus dem obersten Halsknoten des Sympathikus eines neugeborenen Kindes. Der Zelleib enthält keine Pigmentkörner. Der Zellkern ist groß, bläschenartig und in ihm ist ein feines Chromatingerüst zu erkennen.

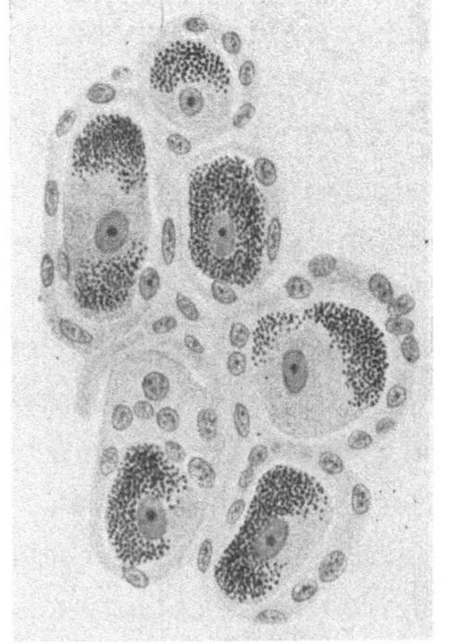

Abb. 81. Ganglienzellen aus dem obersten Knoten des Halssympathikus eines 70jährigen Mannes. Der Zelleib ist zum großen Teil mit schwarzbraunen Pigmentkörnchen ausgefüllt. Der Zellkern ist wesentlich kleiner als auf Abb. 80. Die Kernsubstanz hat sich gleichmäßig dunkel gefärbt. Von den Bälkchen des Chromatingerüstes ist nichts mehr zu sehen.

(Zeichnungen nach mikroskop. Präparaten von Herrn Dr. Greving, früher Würzburg, jetzt Erlangen.)

Nach Mühlmann[1]) nimmt die Pigmentkörnchengruppe im Alter von 20—30 Jahren etwa den fünften Teil der motorischen Ganglienzellen ein, von 30—50 Jahren den dritten bis vierten Teil, von 50—60 Jahren den dritten Teil, so daß im Alter von 80 Jahren nur noch ein kleiner Bruchteil der Nervenzelle von den Körnchen frei bleibt.

Nicht alle Ganglienzellen werden gleichmäßig von Fettkörnchenanhäufung in ihrem Protoplasma befallen. In manchen Stellen des Gehirnes, so in der Substantia nigra, sammelt sich das gelbbraune Pigment frühzeitig

[1]) Das Altern und der physiologische Tod. Sammlung anatomischer und physiologischer Vorträge und Aufsätze, herausgegeben von Gaupp und Nagel. Heft 11. 1910.

in beträchtlicher Menge in den Zellen an, so daß schon makroskopisch eine dunkle Färbung zu erkennen ist. Besonders stark sind die großen Pyramidenzellen der Zentralwindungen, von denen die Willensäußerungen ausgelöst werden, und die großen motorischen Ganglienzellen der Vordersäulen des Rückenmarkes ergriffen. So können wir wohl verstehen, daß man im Alter leichter ermüdet, daß Ganglienzellen, die mit Stoffwechselschlacken angefüllt sind und als solche faßt man das Lipofuscin auf, nicht imstande sind, diejenige Energie und Tatkraft aufzubringen, welche jugendliche Zellen zu entwickeln in der Lage sind.

Ganz regelmäßig kommt es auch in den Ganglienzellen des vegetativen Nervensystems mit dem zunehmenden Alter zur Anhäufung von Fettpigment. Die Abb. 80 u. 81 mögen den Unterschied in dem Aussehen der sympathischen Ganglienzelle eines Neugeborenen und eines alten Mannes dartun.

Wenn nun die Ganglienzellen des vegetativen Systemes so sichtbare Alterserscheinungen aufweisen, dann ist es kein Wunder, daß mit dem Alter auch die vegetativen Funktionen, die „Lebensvorgänge" des Menschen leiden. Der Appetit läßt nach. Das Pupillenspiel, das in der Jugend alle geistigen und gemütlichen Vorgänge verrät, nimmt mit den Jahren immer mehr und mehr an Lebhaftigkeit ab. Auch das vasomotorische Zentrum spricht weniger leicht auf Reize an als in jüngeren Jahren. Die Schwankungen in der Innervation der Blutgefäße sind im Alter nicht mehr so ausgiebig wie in der Jugend, so daß sich die Stimmungen, die Freude, die Angst und die Scham nicht durch Farbwechsel des Gesichtes äußern.

Und wenn es schließlich nach langem Altern zum physiologischen Tod, zum Erlöschen aller Lebensvorgänge kommt, so wird dieser auf ein völliges „Versagen der vegetativen Zentren", welche der Herztätigkeit und der Atmung und den Verdauungsvorgängen vorstehen, zurückgeführt.

Ob es aber wirklich nur die Fettpigmentanhäufung in den Ganglienzellen ist, die deren Funktionen beeinträchtigt, ob die Zelle wirklich, wie das von manchen Seiten angenommen wird, schließlich in ihren „Abnützungsschlacken" erstickt, das ist eine Frage, mit der wir uns noch beschäftigen müssen, denn sie betrifft die

Ursache des Alterns.

Warum altern wir, warum bleibt unser Organismus nicht immer jugendfrisch, warum müssen wir alle die schmerzliche Erfahrung des Rückganges der körperlichen und der geistigen Fähigkeiten machen?

Am einfachsten lösen diejenigen diese Frage, welche annehmen, daß die Zellen des menschlichen Körpers ähnlich wie der Stoff der Kleider immer mehr und mehr „abgenützt" werden und daß dadurch das Altern und schließlich der Tod bedingt wird. Die histologisch nachweisliche Ablage der Stoffwechselprodukte in den Zellen, die Verkleinerung der Organe würde nach dieser Auffassung uns ermöglichen, den Grad der Abnützung zu beurteilen, ähnlich wie wir auch aus dem Fadenscheinigwerden und aus der Abnützung der Kleider auf deren Alter schließen.

Andere Forscher nehmen an, daß das Altern durch einen Nachlaß der Wachstumsenergie, durch ein Zurückgehen der Lebenstätigkeit und der Lebenskraft bedingt sei. Sie beschuldigen also weniger morphologische Ursachen als vitale Ursachen. Tatsächlich sind die Alterserscheinungen durchaus nicht an allen Zellen des alternden Organismus histologisch nachzuweisen.

Die vitale Wachstumsenergie ist in der Fötalzeit, während welcher sich aus einer mikroskopisch kleinen Zelle in wenigen Monaten die verhältnismäßig große reife Frucht entwickelt, weitaus am stärksten. Sie läßt schon in der Kindheit wesentlich nach! Ist der Körper ausgewachsen, so nimmt die Lebensenergie bis ins hohe Alter verhältnismäßig sehr viel langsamer ab. Diese Abnahme zeigt sich darin, daß das Vermögen der Zellen, sich zu teilen und zu vermehren abnimmt. Der Nachlaß der Lebenskraft läßt sich unter anderem auch an der verminderten Heilungsfähigkeit von Wunden und von Knochenbrüchen klinisch und makroskopisch feststellen. Auch bei den Pflanzen ist die Verminderung der Teilungsfähigkeit der Zellen, die Verlangsamung der Knospenbildung und die geringe Widerstandsfähigkeit gegen äußere Schädlichkeiten die Ursache des Alterns und des Todes.

Nach der Abnahme der Zellvermehrungsfähigkeit zu urteilen, würden wir in der Jugend mit der Verminderung und mit dem Aufhören des Wachstumes am raschesten altern, d. h. am meisten an vitaler Energie einbüßen.

Später kommt es nicht nur zur Verminderung der Teilungsfähigkeit der Zellen, sondern auch zu einem Nachlaß aller vitalen Funktionen. Bei alternden Zellen verringert sich die Fähigkeit der Nahrungsaufnahme und die Verarbeitung der Nahrung zum Stoffumsatz und zur Energieentwicklung.

Daß die Zelle ihre Lebensenergie, ihr Wachstum und ihre Teilungsfähigkeit mit dem Altern einbüßt, das kann man hinwiederum morphologisch bis zu einem Grade dadurch erklären, daß der Zellkern, der eigentliche Träger der Wachstumsenergie, mit dem Alter kleiner wird. Das Größenverhältnis des Zellkernes zum Zelleibe verändert sich mit dem Alter zuungunsten des Kernes. Die netzförmig angeordnete Kernsubstanz verliert ihre feine Zeichnung (vgl. Abb. 81 mit 80). Die Chromatinkörper werden plumper, zum Teil lösen sie sich auf, und dann spricht man von einer Chromatolyse. Kurz, auch an dem Zellkerne sind bei starken Vergrößerungen und geeigneten Färbungen deutliche Alterserscheinungen nachzuweisen. Kein Wunder, daß die Zelle und daß der aus Zellen zusammengesetzte Körper altert und an Lebenskraft verliert.

Danach könnte man auf die Vermutung kommen, daß allen Lebensvorgängen in den Zellen eine zeitliche Grenze gesetzt ist, daß wir deshalb altern und sterben müssen, weil nach einem unerbittlichen Naturgesetz die Wachstums- und Lebensenergie der Zellen auf eine bestimmte Zeit beschränkt ist.

Eine solche Annahme trifft aber nicht zu. Nicht alle Zellen altern, nicht alle sind dem Tode verfallen.

Die einzelligen Lebewesen, die Protisten, teilen sich, und seit undenklichen Zeiten leben die Tochtergenerationen, durch Teilung sich immer wieder vermehrend, ewig jung weiter. Bei ihnen gibt es kein Altern und keinen Tod und keine Leiche. Nur durch äußere Schädlichkeiten kann es zu ihrer Vernichtung kommen.

Aber auch bei den höher entwickelten Organismen gibt es Zellen, die den Gesetzen des Alterns und des Verbrauchtwerdens nicht unterworfen sind, Zellen, die sich ihre Lebenskraft und ihre Wachstumsenergie immer jugendfrisch erhalten. Und diese Gebilde sind die Keimzellen. Auch sie sind, falls sie nicht umkommen, was freilich bei der überwiegenden Mehrzahl der Fall ist, im wahren Sinne des Wortes unsterblich.

Zu ihrem Weiterleben und zu ihrer Weiterentwicklung bedarf es freilich der Vereinigung mit einer Zelle des anderen Geschlechtes. Dann aber setzt die Lebenskraft immer wieder mit neuer Wachstumsenergie ein. Diese Zellen sind dem schädigenden und abnützenden Einfluß des Daseins nicht unterworfen. Denn altert auch der Körper, welchen sich die befruchtete Eizelle mit ihrer unbeschreiblichen Zellvermehrungsfähigkeit aufgebaut hat, so stellt der Körper eben doch nur eine Hülle, einen Nährboden und einen Schutz für die Keimdrüsen dar, die immer wieder neue jugendfrische Keimzellen hervorbringen.

So mag es uns Menschen, die wir den grausamen und unerbittlichen Gesetzen des Alterns unterworfen sind, ein Trost sein, daß wir in unseren Keimdrüsen unsterbliche Zellen beherbergen und daß wir nach dem Absterben unseres Körpers in den Kindern und Kindeskindern weiterleben werden.

Seit undenklichen Zeiten ist die vitale Energie in der belebten Natur dieselbe. Von den alternden Eltern wird sie in ungebrochener Kraft den aufblühenden Kindern übergeben. Durch die Einführung der Sexualität hat die Natur dafür gesorgt, daß die unsterblichen Keimzellen sich immer wieder finden und sich verschmelzen.

Nun wäre noch die Frage zu erörtern, warum die Körperzellen bei den verschiedenen Tierarten so sehr verschieden rasch altern. Im allgemeinen werden die kleinen Tiere weniger alt als die großen. Die Maus wird nicht so alt wie der Hase und dieser nicht so alt wie das Pferd. Das höchste Alter erreichen die größten Tiere wie die Wale oder die Elefanten, bei denen ein Alter von 200 Jahren und darüber festgestellt sein soll. Doch geht die physiologische Lebensdauer der einzelnen Arten nicht durchweg mit der Körpergröße und dem Körpergewicht parallel. So erreicht der Mensch mit einem Alter von 70—80 Jahren die doppelte Zahl wie das größere Pferd und die dreifache Zahl von Jahren wie das wesentlich schwerere Rind.

Die Körperzellen sind ja bei all diesen Säugetieren wohl im wesentlichen derselben Art und dienen denselben Funktionen. Und doch erreichen sie ein so verschiedenes Alter. Es kann sich also nicht um einen einfachen „Abnützungsvorgang" handeln. Wenn das der Fall wäre, so müßten die Vögel, von denen wir wissen, daß sie höhere Körpertemperatur haben als die Säugetiere und daß ihre Muskeln beim Fliegen ganz besonders große Arbeitsleistung zu verrichten haben, bälder altern, und nun hören wir, daß der Adler und der Geier ein Alter von 150 Jahren und mehr erreichen können.

Auch bei uns Menschen altern diejenigen, welche schwer und angestrengt arbeiten, nicht rascher, sie „nützen" ihre Körperzellen nicht schneller „ab" als diejenigen, welche ein behagliches, ruhiges und arbeitsloses Leben führen. Ja, es ist erwiesen, daß die ältesten Leute meist der ländlichen Bevölkerung entstammen, in der sie ein hartes, arbeits- und entbehrungsreiches Leben durchzukämpfen hatten. Nur übermäßige Beanspruchung bei ungenügenden Erholungspausen oder Krankheit können einen vorzeitigen Verbrauch, ein vorzeitiges Altern der Körperzellen bedingen.

Wenn der Körper unter physiologischen Verhältnissen mit dem Alter in seinen Funktionen nachläßt und wenn er schließlich versagt, so ist es nicht die Abnützung, so scheinen vielmehr erbliche Momente diesen Altersprozessen zugrunde zu liegen.

Hat der Vertreter einer bestimmten Pflanzen- oder Tierart dasjenige Alter erreicht, in welchem die Nachzucht und die Aufzucht der Nachkommen und damit die Erhaltung der Art sichergestellt ist, dann können die Körperzellen altern und zugrunde gehen. Ja, sie müssen es, um nicht den jugendlichen Organismen bei der Weiterpflanzung ihrer Art im Wege zu stehen.

So kommt es, daß kleine Tiere, die sich rasch vermehren, viel kürzer leben, d. h. rascher altern als große Tiere. Brauchen doch z. B. die mächtigen Säugetiere, wie die Elefanten, zum Wachstum und zum Austragen ihrer Frucht sehr viel längere Zeit als die kleineren Arten. Das Gesetz, daß mit der Größe der Art das physiologische Alter zunimmt, weist zwar manche Ausnahmen auf, diese erklären die Zoologen aber dadurch, daß die besonders langlebigen kleineren Tierarten eben auch lange brauchen bis sie eine zur Erhaltung ihrer Art ausreichende Zahl von Nachkommen hervorgebracht haben. Die Nachzucht der ein so hohes Alter erreichenden großen Raubvögel, wie der Adler und der Geier, ist sehr erschwert. Denn einmal können die Weibchen bei ihren hohen Flügen nicht zahlreiche Eier mit sich tragen und dann ist die Aufzucht in den Felsenhorsten, die den Witterungseinflüssen sehr ausgesetzt sind, in hohem Grade gefährdet. Die Natur tritt dann dieser großen Vernichtungsziffer der Jungen durch Langlebigkeit der Eltern entgegen.

Die Auffassung, daß das Altern durch die Abnützung des Körpers bedingt wird, ist also abzulehnen. Die Keimzelle trägt vielmehr neben den vielen anderen erblichen Eigenschaften auch diejenige in sich, daß die aus ihr hervorgehenden Körperzellen nur die zur Sicherstellung der Nachkommenschaft notwendige Lebensdauer erreichen und daß sie danach altern und absterben.

Wie das Getreide sproßt und grünt, um nach Reifung des Kornes als Halm rasch gelb und dürr zu werden und abzusterben, so ist auch der Zweck des Wachstums des tierischen und schließlich auch des menschlichen Körpers nur der, das Wachstum der Keimzellen zu sichern und so die Art zu erhalten. Ist das geschehen, so hat die Natur an dem weiteren Bestehen des Körpers gar kein Interesse mehr. Selbst dann nicht, wenn, wie beim Menschen, dieser Körper durch ein mächtig entwickeltes Großhirn beherrscht wird.

Auch das Gehirn des Menschen, das in einem langen Leben Kenntnisse gesammelt hat, muß dem des heranwachsenden Kindes weichen, das all die Erfahrungen aufs neue sich mühselig verschaffen muß und das aufs neue den erfolglosen Versuch aufnehmen wird, die Geheimnisse des Lebens zu erforschen.

Fehlerquellen bei der Schätzung des Lebensalters.

Einer Darstellung der Anhaltspunkte für die Schätzung des menschlichen Lebensalters muß auch ein Hinweis auf die zahlreichen Ursachen, welche zu Fehlschätzungen Veranlassung geben können, beigefügt werden.

Die verschiedenen Organe des menschlichen Körpers entwickeln sich durchaus nicht immer in der gleichen Zeitfolge. So haben wir schon früher besprochen, daß der Zeitpunkt des Durchbruches der Milchzähne und auch der des bleibenden Gebisses ein recht verschiedener sein kann. Auch die psychische Entwicklung geht mit verschiedener Schnelligkeit vor sich. Der eine wird auffallend früh ernst und verständig, der andere bleibt bis in die dreißiger Jahre ein „Kindskopf“.

Aber nicht nur die Ausbildung, auch die Rückbildung der Organe ist großen zeitlichen Schwankungen unterworfen. Mancher Greis hat mit 70 Jahren noch reichliches dunkles Haar. Bei anderen,

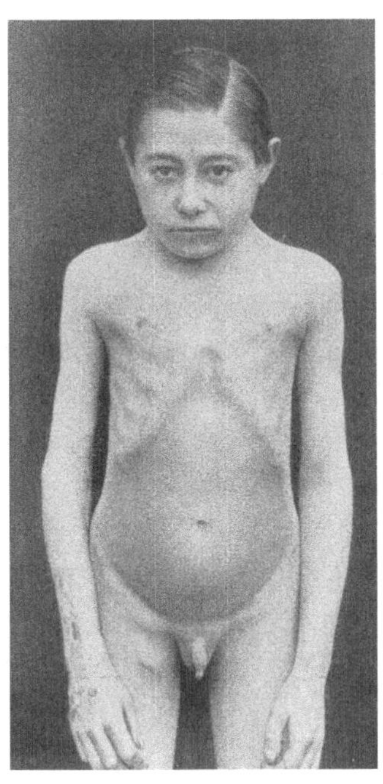

Abb. 82. Junger Mann im 18. Lebensjahr. Eine chronisch-tuberkulöse Erkrankung der Knochen des rechten Vorderarmes und der rechten Hand und der Halswirbelsäule hemmten die Entwicklung der äußeren Geschlechtsorgane und die Behaarung des Schamhügels und der Achselhöhle. Auch die Körpergröße war infolge der Krankheit sehr zurückgeblieben.

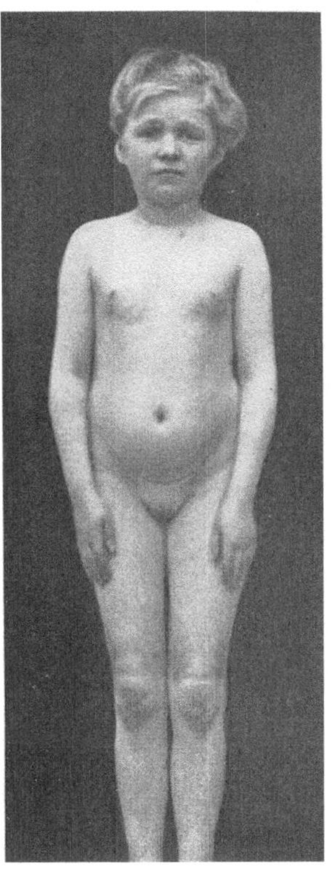

Abb. 83. Mädchen im 17. Lebensjahre, das wegen Zurückbleibens im Wachstum ärztlichen Rat aufsuchte. Sekundäre Geschlechtsmerkmale noch nicht entwickelt. Hände auffällig klein. Der Infantilismus ist hier wohl auf mangelnde Tätigkeit innerer Drüsen zurückzuführen.

sonst völlig gesunden Menschen, stellt sich schon in den dreißiger Jahren Graufärbung oder Ausfall des Haares ein.

Die Organe des Körpers altern eben in ganz verschiedener Reihenfolge und in ganz verschiedenem Tempo. Dafür ist weniger eine ungewöhnlich starke Abnützung des betreffenden Organes als eine erbliche Veranlagung, eine krankhafte Konstitution, verantwortlich zu machen.

Ist das Organ, welches vorzeitig altert, ein lebenswichtiges, so kann es den ganzen Körper vorzeitig mit in den Untergang hineinreißen.

Ein frühzeitiges Nachlassen der Elastizität der Lungen wird durch die Lungenerweiterung, durch das „Dämpfigwerden" die körperliche Leistungsfähigkeit beeinträchtigen. Dadurch erscheint der Befallene, auch wenn er sonst gesund ist, vorzeitig gealtert.

Mehr noch wird ein frühes Versagen der Herzkraft oder eine vorzeitig einsetzende Schlagaderverhärtung der Persönlichkeit den Stempel des Verbrauchtseins aufdrücken.

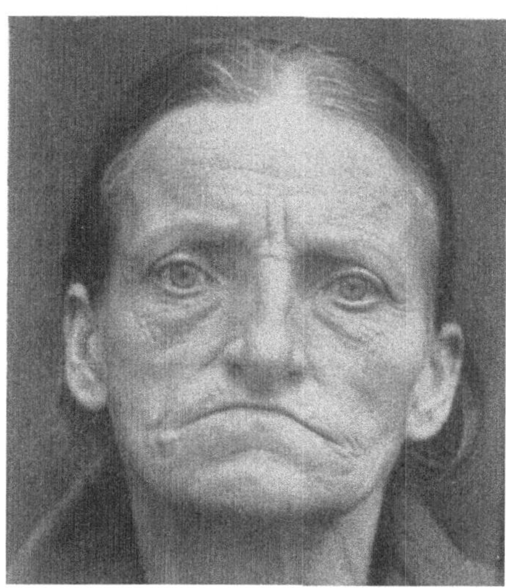

Abb. 84. Frau von 56 Jahren! Der zahnlose Mund, die starke Faltenbildung im Gesicht und um den Mund, die engen Pupillen lassen die Frau wesentlich älter erscheinen. Ein langwieriges tiefgreifendes Magengeschwür, das mit heftigen Schmerzen einherging, hat die Frau seit Jahren in ihrem Ernährungs- und Kräftezustand beeinträchtigt. Vergleiche damit Abb. 87.

Am schlimmsten ist es, wenn ein frühzeitiges Nachlassen der geistigen Kräfte, eine präsenile Demenz, vorliegt. Gerade dann, wenn der Körper noch wenige Alterserscheinungen bietet, wird eine zutreffende Beurteilung des Lebensalters sehr erschwert sein.

Für Fehlschätzungen ist in manchen Fällen aber auch nur eine verzögerte oder eine beschleunigte Entwicklung der ganzen Persönlichkeit verantwortlich zu machen. Bleibt das Wachstum im zweiten Jahrzehnt auffällig zurück, kommt es dann nicht zur Entwicklung der Geschlechtsorgane und zur Ausbildung der sekundären Geschlechtsmerkmale, so spricht man von „Infantilismus". Die Ursache für einen solchen ist oft in krankhaften körperlichen Zuständen zu suchen. Unter den schädigenden Einflüssen einer langwierigen, zehrenden Krankheit, wie einer Tuberkulose oder einer hereditären Syphilis reift eben der Körper nicht oder nur sehr viel langsamer aus (vgl. Abb. 82). Und wirklich bleiben manche Menschen in den Entwicklungsjahren in ihrem Wachstum und in der Ausbildung der Geschlechtsorgane auf der Stufe der Kindheit zurück.

Es kann aber auch eine mangelhafte Tätigkeit der inneren Drüsen, die ihren Saft in das Blut abgeben, das Zurückbleiben des Wachstumes verursachen (vgl. Abb. 83). Vorzüglich ist es dann die verminderte Saftausscheidung der Drüsen ohne Ausführungsgänge oder der

Geschlechtsdrüsen, welche einer solchen Wachstumsstörung zugrunde liegt. So trifft man beim Ausfall der Schilddrüsensekretion neben Veränderungen der Haut (Myxödem) Zwergwuchs und mangelhafte Entwicklung der Bart- und der Schamhaare.

Aber auch eine vorzeitige Entwicklung und vorzeitiges überstürztes Altern kann ihre Ursache in einer innersekretorischen Störung haben. Wenn sich in seltenen Fällen schon im ersten Jahrzehnt die Geschlechtsorgane voll ausbilden, so muß eine solche Frühreife, eine Pupertas praecox auf eine Erkrankung der Zirbeldrüse oder auch auf eine solche der Nebennierenrinde zurückgeführt werden. Werden die männlichen Keimdrüsen in der Jugend herausgenommen oder durch Krankheit zerstört, so kommt es, wie dies bei Eunuchen der Fall ist, zu übermäßigem Wachstum des Skeletts und zu vorzeitiger Fettleibigkeit.

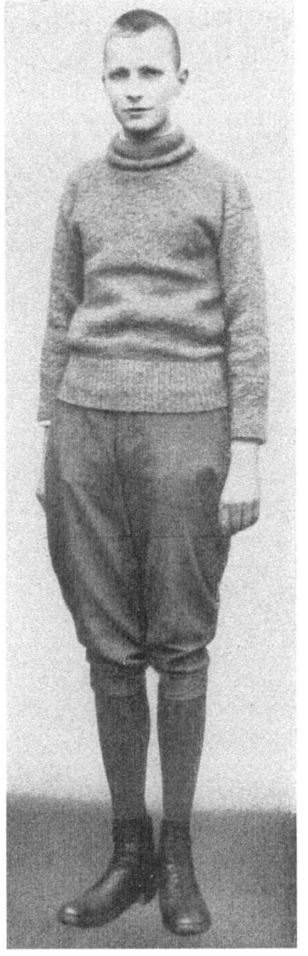

Abb. 85. 13jähriger Junge von ungewöhnlicher Größe (Körperlänge 183 cm). Mittelmaße für 13 Jahre 139 cm. Trotz der erreichten Mannesgröße ist das Gesicht noch ausgesprochen knabenhaft.

Nicht selten geht der Infantilismus schon in den zwanziger oder in den dreißiger Jahren in den Senilismus, in das Senium praecox über[1]). Ein Körper, der sich verspätet und ungenügend entwickelt hat, neigt also auch zu vorzeitigem Altersverfall.

Daß langwierige Zehrkrankheiten, wie die Tuberkulose oder die unbehandelte Malaria, wie chronische Eiterungen, wie ein langwieriges Magengeschwür oder gar der Krebs ein frühzeitiges Altern bedingen können, davon muß sich der Arzt oft überzeugen (vgl. Abb. 84). Es wird ihm dann schwer fallen, zu beurteilen, wieviel von dem vorzeitigen Verfall auf Kosten des Alterns und wieviel auf Kosten der Krankheit zu rechnen ist.

Schweres Siechtum kann auch schon Kindern, ja sogar Säuglingen einen greisenhaften Gesichtsausdruck verleihen. Eine Kombination von Infantilismus mit Senilismus wurde von Gilford als „Progerie“ beschrieben.

[1]) Ludwig II. von Ungarn war mit 14 Jahren geschlechtsreif und wies in diesen Jahren schon starken Bartwuchs auf; er heiratete mit 15 Jahren und hatte schon mit 18 Jahren graues Haar und starb mit 20 Jahren! (Angeführt aus Julius Bauer: Die konstitutionelle Disposition zu inneren Krankheiten. Berlin, Julius Springer, 1917.)

Unter normalen Verhältnissen wird die Schnelligkeit des Wachstums und die des Alterns durch die Rasse beeinflußt. Schon früher mußte ich darauf hinweisen, daß die Angehörigen von Rassen, welche in warmen Ländern leben, viel rascher reifen, aber auch rascher altern als die der Völker aus kälteren Teilen der Erde [1]). Die erbliche Veranlagung spielt hier eine große Rolle, so gibt es nicht nur langlebige Familien, sondern auch langlebige Völkerstämme [2]).

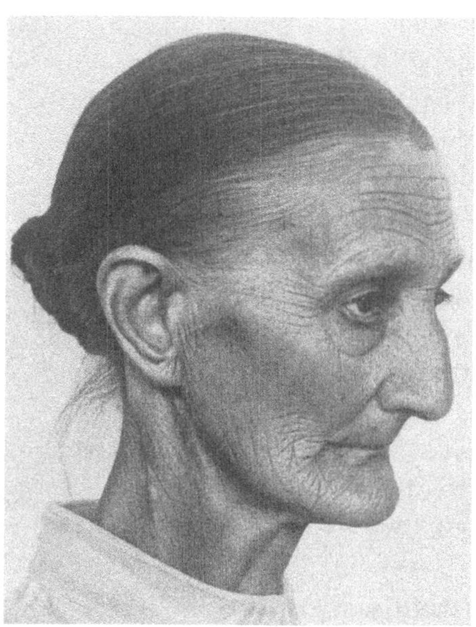

Abb. 86. Durch Not und Sorge vorzeitig verbrauchte und gealterte Frau. Die zahlreichen kleinen Fältchen des Gesichtes, der eingefallene Mund, das vorspringende Kinn lassen die 65jährige Frau wesentlich älter schätzen als sie ist. Nur die klaren Augen und die weite Pupille sprechen dafür, daß sie die zweite Hälfte der 60er Jahre noch nicht überschritten hat. Vergleiche damit Abb. 87.

Schließlich spielt auch die soziale Schichtung bei der Schnelligkeit der Entwicklung des Menschen eine Rolle. Der Bauernbub ist im Durchschnitt kleiner als der gleichalterige Sohn des Fabrikarbeiters und dieser wieder wächst nicht so rasch wie die Glashauspflanze, der Sohn der wohlhabenden Leute [3]). Ähnlich wie das Pferd, das allzufrüh eingespannt und zu früh angestrengt wird, in seiner Entwicklung zurückbleibt, so wächst auch der Mensch, der schon in jungen Jahren zu schwerer körperlicher Arbeit herangezogen wird, langsamer als derjenige, welcher nicht schon in seiner Jugend harte Dienste leisten muß.

Und ähnlich wie bei der Entwicklung des menschlichen Körpers, so liegen die Verhältnisse auch bei der Rückbildung. Derjenige welcher, wie der Landwirt oder wie der Seemann, sein ganzes Leben lang den Unbilden der Witterung ausgesetzt ist und dabei

[1]) Ein solcher Unterschied besteht schon zwischen den jüdischen und den arischen Volksstämmen. Das jüdische Mädchen ist früher menstruiert und blüht früher auf als das Mädchen der nordischen Völker. Dafür stellen sich aber bei der jüdischen Frau auch die Wechseljahre mit ihrer Neigung zum Fettansatz bälder ein.

[2]) Die meisten „Hundertjährigen“ sollen in den nördlichen Balkanländern getroffen werden.

[3]) Ein solch beschleunigtes Längenwachstum ist aber nicht als Gewinn anzusehen, denn es begünstigt, wenn es nicht mit entsprechender Gewichtsvermehrung gepaart ist, gewisse Krankheitserscheinungen, wie z. B. die Tuberkulose und die Blutarmut.

schwer körperlich arbeiten muß, wird rascher verwittern und rascher altern als derjenige, der seinen Beruf im Schutz der Wohnung ausüben kann [1]).

Aber nicht nur übermäßig schwere körperliche Arbeit, auch Not und Sorge und seelische Erschütterungen (vgl. Abb. 86) und andererseits allzu üppiges Leben, vorzüglich die übermäßige Zufuhr von Giften, wie von Alkohol oder Nikotin, von Morphium oder von Kokain können den Menschen in seinem Kräfte- und Ernährungszustand und in seinem Aussehen schädigen und ihn so vorzeitig verbraucht und gealtert erscheinen lassen [2]).

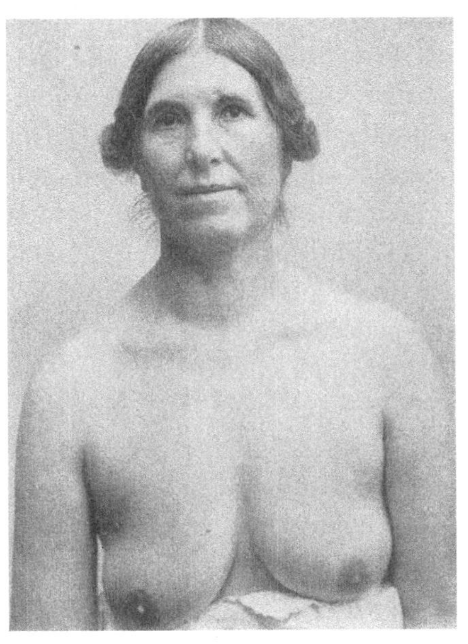

Abb. 87. 60jährige Frau, die infolge der geringen Faltenbildung im Gesicht, den noch wulstigen Lippen, des reichlichen und dunklen Haares und der Form der vollen Brust für wesentlich jünger geschätzt wurde.

Am wenigsten werden wir uns bei den Schätzungen des Lebensalters durch beabsichtigte Täuschungen beeinflussen lassen. Geschminkte Wangen, gefärbte oder falsche Haare, ein geschnürter Körper werden dem Beurteiler ein Hinweis sein, daß hier das wirkliche Alter verheimlicht werden soll.

Allzu jugendliches Benehmen und allzu große Gefallsucht wirken in den späteren Jahrzehnten wegen der unverkennbaren Absicht, sich jünger erscheinen zu lassen, recht unerfreulich. So werden wir kaum Gefahr laufen, eine alte Kokette oder einen alten Gecken für jünger zu halten als sie es in Wirklichkeit sind.

---

[1]) Durch die körperliche Schonung ist aber keine Verlängerung des Lebens zu erzielen. Im Gegenteil, die Neunzig- und Hundertjährigen entstammen meist der ländlichen Bevölkerung und haben meist ein an schwerer Arbeit reiches Leben hinter sich.

[2]) In manchen Zeiten altert man in rascherem Tempo als in anderen. So sind wir oft erstaunt, wie rasch sich ein heranwachsender Mensch, den wir längere Zeit nicht mehr gesehen, entwickelt hat, oder wie rasch jemand, der sich vielleicht lange jugendlich erhalten, „abgebaut" hat. Und dafür sind nicht immer äußere Veranlassungen verantwortlich zu machen. Die Evolution und die Involution des Menschen verläuft eben nicht so gleichmäßig wie die Zeit fortschreitet.

Meine Damen und Herren!

Aus meinen Ausführungen mögen Sie entnommen haben, daß unsere Fähigkeit, das standesamtliche Alter [1]) der Menschen zu bestimmen, auf recht wenig gesicherten Unterlagen beruht. So groß die Fortschritte in der Anthropologie, in der Lehre vom Menschen sind, so sehr uns die letzten Jahrzehnte in der Entwicklungsgeschichte des Menschen aufgeklärt haben, für eine genaue Bestimmung des menschlichen Alters fehlen uns feste Anhaltspunkte. Es lassen sich keine zahlenmäßigen Angaben machen, die allgemeine Geltung hätten. Von einer wissenschaftlichen Methode der Alters„bestimmung" kann überhaupt nicht die Rede sein, nur von einer „ungefähren Schätzung".

Wir wägen die Einzelheiten, wie Größe, Breite, Haltung und Gestaltung des Körpers, Fettverteilung und Faltenbildung in der Haut, Zustand der Haare und der Zähne, Art der Bewegungen und seelisches Verhalten gegeneinander ab und ziehen daraus unsere Schlüsse. Der in medizinischen Fragen Unkundige wird, wenn ihm auch die Gründe für eine Beurteilung vielleicht gar nicht klar zum Bewußtsein kommen, sicherlich manchmal mit seiner Schätzung der Wirklichkeit näher kommen als der Arzt.

Viele Faktoren, mögen sie wie die erbliche Veranlagung endogener Art oder wie die Schädigung durch die Art der Lebensführung und durch Krankheiten exogener Natur sein, lassen sich eben nur schwer in Rechnung setzen. In all diesen Fragen gibt es kein Schema, an das wir uns halten könnten.

So wenig genau wir Ärzte das Lebensalter bestimmen können, so wenig wirksam können wir gegen die Altersprozesse ankämpfen. Ohnmächtig steht die ärztliche Kunst den Naturgesetzen, die das Altern und das Absterben der Körperzellen vorschreiben, gegenüber.

Wir Menschen müssen uns eben damit abfinden, daß unser Körper nur eine vergängliche Hülle um die unsterblichen Keimzellen darstellt. Ist für die Erhaltung und für die Aufzucht der Art gesorgt, so altert und stirbt der tierische wie der pflanzliche Organismus.

Vor den Pflanzen und vor den Tieren hat aber der alternde Mensch den großen Vorzug, daß er sich seines Fortlebens in den Kindern und des immer wieder Jung- und Frisch- und Schön-Werdens der belebten Natur bewußt erfreuen kann.

[1]) Dem „standesamtlichen Alter", das nach den Zeiten des Umlaufes der Erde, also nach Tagen und Jahren berechnet wird, ist das wahre Lebensalter, d. h. diejenige Stelle der auf- oder absteigenden Lebenskurve, an der sich der Organismus zur Zeit der Schätzung befindet, gegenüberzustellen. Mit der Beurteilung dieses „biologischen Alters" beschäftigen sich die Lebensversicherungen, wenn sie auf Grund der hereditären und der beruflichen Verhältnisse, der Krankheiten und der Schädigungen den zu Versichernden auf seine noch zu erwartende Lebensdauer schätzen.

Allgemeine und spezielle Physiologie des Menschenwachstums. Für Anthropologen, Physiologen, Anatomen und Ärzte dargestellt. Von Dr. **Hans Friedenthal.** Mit 34 Textabbildungen und 3 Tafeln. 1914. Preis M. 8.—

Einführung in die allgemeine Konstitutions- und Vererbungspathologie. Ein Lehrbuch für Studierende und Ärzte. Von Dr. **Hermann Werner Siemens.** Mit 80 Abbildungen und Stammbäumen im Text. 1921. Preis M. 64.—

Konstellationspathologie und Erblichkeit. Von Dr. **N. Ph. Tendeloo,** Professor der allgemeinen Pathologie und der pathologischen Anatomie an der Reichsuniversität Leiden. 1921. Preis M. 8.60

Die konstitutionelle Disposition zu inneren Krankheiten. Von Dr. **Julius Bauer**, Privatdozent für innere Medizin an der Wiener Universität. Zweite, vermehrte und verbesserte Auflage. Mit 63 Textabbildungen. 1921. Preis M. 88.—; gebunden M. 104.—

Vorlesungen über allgemeine Konstitutions- und Vererbungslehre. Für Studierende und Ärzte. Von Dr. **Julius Bauer**, Privatdozent für innere Medizin an der Wiener Universität. Mit 47 Textabbildungen. 1921. Preis M. 36.—

Konstitution und Vererbung in ihren Beziehungen zur Pathologie. Von Professor Dr. **Friedrich Martius**, Geheimer Medizinalrat, Direktor der Medizinischen Klinik an der Universität Rostock. Mit 13 Textabbildungen. (Aus „Enzyklopädie der klinischen Medizin, Allgemeiner Teil“.) 1914. Preis M. 12.—

Die quantitative Grundlage von Vererbung und Artbildung. Von Professor Dr. **Richard Goldschmidt.** Mit 28 Textabbildungen. (Aus „Vorträge und Aufsätze über Entwicklungsmechanik der Organismen“, Heft XXIV.) 1920. Preis M. 38.—

Anatomie des Menschen. Ein Lehrbuch für Studierende und Ärzte. Von Prof. **Hermann Braus.** In drei Bänden. Erster Band: **Bewegungsapparat.** Mit 400 zum großen Teil farbigen Abbildungen. 1921. Gebunden Preis M. 96.—
Zweiter und dritter Band sind in Arbeit und werden 1922 erscheinen.

Zu den angegebenen Preisen der angezeigten älteren Bücher treten Verlagsteuerungszuschläge, über die die Buchhandlungen und der Verlag gern Auskunft erteilen.